Renate Rogall-Adam

50 Tipps für eine effektive Praxisanleitung in der Altenpflege

Renate Rogall-Adam

50 Tipps für eine effektive Praxisanleitung in der Altenpflege

2. Auflage

BRIGITTE KUNZ
VERLAG

Bibliografische Information der Deutschen Nationalbibliothek
Die Deutsche Nationalbibliothek verzeichnet diese Publikation in der Deutschen Nationalbibliografie; detaillierte bibliografische Daten sind im Internet über http://dnb.ddb.de abrufbar.

ISBN 978-3-89993-786-2 (Print)
ISBN 978-3-8426-8399-0 (PDF)

Renate Rogall-Adam
Sedanstraße 42
30161 Hannover

Renate Rogall-Adam ist Diplom-Pädagogin und Supervisorin (DGSv) sowie Lehrbeauftragte an der Fachhochschule Hannover im Studiengang Pflege. Bis 2005 war sie Dozentin für Fort- und Weiterbildung im Gesundheitswesen an der Bildungsstätte »Lutherstift in Falkenburg« der ev.-luth. Landeskirche Hannovers.

2. Auflage

Die im Folgenden verwendeten Personen- und Berufsbezeichnungen stehen immer gleichwertig für beide Geschlechter, auch wenn sie nur in einer Form benannt sind.

Satz: PER Medien+Marketing GmbH, Braunschweig
Druck: Druck Thiebes GmbH, Hagen

Inhalt

Vorwort

Praxisanleiterinnen und Praxisanleiter sollen Schülerinnen und Schüler schrittweise an die eigenständige Wahrnehmung der beruflichen Aufgaben heranführen. Durch diese Anleitung, Begleitung und Beratung prägen sie nicht nur die fachliche Ausbildung, sondern auch die persönliche Entwicklung der Anzuleitenden.

Dieses Buch behandelt die wichtigsten Aspekte der Praxisanleitung in insgesamt 50 Tipps. Meine Dozententätigkeit in der Weiterbildung und die Erfahrungsberichte von Praxisanleitern haben dabei die Auswahl der Themen maßgeblich bestimmt. Ich habe immer wieder wahrgenommen, wie wichtig gute Kenntnisse in Kommunikation und Gesprächsführung sind. Darum liegt in diesem Teil ein bewusst gewählter Schwerpunkt.

Die theoretischen Ausführungen sind eher knapp gehalten. Die einzelnen Tipps schließen mit Anregungen zur individuellen Weiterentwicklung der eigenen Praxis.

Die Darstellung gliedert sich in acht Kapitel:

1. Die Praxisanleiterin/der Praxisanleiter
2. Die Schülerin/der Schüler
3. Das Lernfeldkonzept als Grundlage der Anleitung
4. Kommunikation
5. Der Prozess der Anleitung
6. Die Durchführung von Gesprächen
7. Die Beurteilung
8. Umgang mit schwierigen Situationen

Die Tipps sind in erster Linie für die Hand der Anleitungspersonen in ambulanten und stationären Einrichtungen der Altenhilfe gedacht. Sie können aber auch in modifizierter Form als Grundlage für die praktische Ausbildung in Pflegeberufen oder für die Einarbeitung von neuen Mitarbeitern in Pflegeeinrichtungen verwendet werden.

Die Veröffentlichung ist als ein praktisches Arbeitsbuch konzipiert. Deshalb wird immer wieder auch die persönliche Anrede verwendet. Ich wünsche allen interessierten Leserinnen und Lesern ein gutes Gelingen beim Transfer vor Ort.

Hannover, im März 2008

Renate Rogall-Adam

1 Die Praxisanleiterin/der Praxisanleiter

1. Tipp: Klären Sie die Voraussetzungen und Rahmenbedingungen

Im »Gesetz über die Berufe in der Altenpflege (Altenpflegegesetz – AltPflG)«, das am 1. August 2003 in Kraft trat, und in der »Ausbildungs- und Prüfungsverordnung für den Beruf der Altenpflegerin und des Altenpflegers (AltPflAPrV)« vom 26. November 2002 werden die Aufgaben der Praxisanleitung folgendermaßen formuliert:

- Der Träger der praktischen Ausbildung hat die Ausbildung planmäßig, zeitlich und sachlich gegliedert so durchzuführen, dass das Ausbildungsziel erreicht werden kann (§ 15 (1) AltPflG).
- Die auszubildende Einrichtung stellt die Praxisanleitung durch eine geeignete Fachkraft auf der Grundlage eines Ausbildungsplanes sicher (§ 2 (2) AltPflAPrV).
- Es ist Aufgabe der Praxisanleitung, die Schülerin oder den Schüler schrittweise an die eigenständige Wahrnehmung der beruflichen Aufgaben heranzuführen und den Kontakt mit der Altenpflegeschule zu halten (§ 2 (2) AltPflAPrV).

Die Gesamtverantwortung für die praktische Ausbildung liegt bei der Altenpflegeschule (§ 4 (4) AltPflG). Die Altenpflegeschule unterstützt und fördert die praktische Ausbildung durch die Praxisbegleitung. Die Praxisanleitung ist durch die Einrichtung sicherzustellen. Die Einrichtung ist verpflichtet, einen Ausbildungsplan zu erstellen. Nach den gesetzlichen Vorgaben sollen Praxisanleiterinnen über eine berufspädagogische Zusatzqualifikation verfügen. In den gesetzlichen Vorgaben zur Altenpflegeausbildung wird der Umfang der pädagogischen Qualifikation offen gelassen. Die diesbezüglichen konkreten Bestimmungen finden sich in den einschlägigen Erlassen der zuständigen Ministerien der einzelnen Bundesländer.

Die Praxisanleitung wird durch gesetzliche Vorgaben und strukturelle Rahmenbedingungen beeinflusst. Eine entscheidende Rahmenbedingung der praktischen Ausbildung stellt die Pflegequalität der jeweiligen Einrichtung dar, wozu

- das Leitbild der Einrichtung und das Pflegeleitbild,
- ein Pflegemodell und ein Pflegekonzept,
- das Pflegeprozessmodell als Grundlage für die individuelle Pflege und
- eine angemessene personelle und räumliche Ausstattung gehören.

Zusätzlich nehmen auf die Organisation, den Prozess und das Ergebnis der Praxisanleitung Einfluss: die Schülerin, die Praxisanleiterin, das Team und die Patienten/Bewohner mit ihren Angehörigen.

Mit der praktischen Anleitung von Schülerinnen übernimmt die Praxisanleiterin neben der pflegerischen Tätigkeit eine weitere Aufgabe. Diese erfordert einen zusätzlichen Zeitaufwand. Dafür sollte sie in entsprechendem Umfang freigestellt werden. Verbindliche Anhaltszahlen für den zeitlichen Rahmen sind nicht bekannt.

Wie viele Schülerinnen eine Praxisanleiterin anleiten kann oder soll, ist nicht festgelegt. Aus arbeitsrechtlichen und anderen Gründen ergibt sich jedoch die Situation, dass die Anleiterin nicht immer anwesend sein kann. Auch wenn sie die Gesamtverantwortung für die Planung und Durchführung der Anleitung trägt, müssen Teilaufgaben an pädagogisch geeignete Teammitglieder delegiert werden.

Neben Altenpflegeschülerinnen werden in den Einrichtungen auch noch andere Gruppen angeleitet (z.B. Schüler der Gesundheits- und Krankenpflege, neue Mitarbeiterinnen, Praktikanten, Pflegekräfte). Die Grundlagen der Anleitung sind unabhängig von den Personen, die angeleitet werden. Unterschiede bestehen allein im Ausbildungsstand und in den Inhalten. Inwieweit die Praxisanleiterin weitere Gruppen in der Einrichtung anleitet (wie z.B. neue Mitarbeiter oder Pflegekräfte), entscheidet der Träger der Einrichtung.

Anregungen:

- Sorgen Sie für die Entwicklung einer *Stellenbeschreibung für die Funktion der Praxisanleitung.* In ihr werden organisatorische Regelungen schriftlich festgelegt und aufbau- sowie ablaufsorganisatorische Aspekte beschrieben. Dazu gehören:
  - Bezeichnung der Stelle, Zielsetzung der Stelle
  - Beschreibung der Stelle und ihrer Aufgaben
  - Anforderungen an die Stelleninhaberin
  - unmittelbare Vorgesetzte und unmittelbar Unterstellte der Stelle (Organigramm)
  - Regelung der Vertretung, Befugnisse
  - Regeln der Zusammenarbeit, Beziehungen nach außen

  Eine solche Stellenbeschreibung macht transparent, wie die Praxisanleiterin im Organisationsgefüge eingeordnet ist.
- Formulieren Sie Kriterien zur Qualität der Praxisanleitung ausgehend vom Leitbild der Einrichtung und vom Pflegeleitbild.
- Klären Sie mit Ihrer Pflegedienstleitung, ob und in welcher Weise eine Dokumentation der Zeit, die für die Anleitung benötigt wird, dazu beitragen kann, zu verbindlichen Regelungen hinsichtlich des zeitlichen Rahmens zu kommen.

2. Tipp: Denken Sie an die Aufgaben der Praxisanleitung

Praxisanleitung ist die systematische und zielgerichtete Anleitung am jeweiligen Einsatzort. Dabei handelt es sich um einen kontinuierlichen Prozess, der die Lernenden an pflegerisches Handeln heranführt. Die Lernerfordernisse des Lernorts Schule und die Angebote des Lernorts Praxis sind aufeinander abzustimmen. Auf diese Weise entsteht eine enge Verzahnung von Theorie und Praxis. Das Ausbildungsziel besteht darin, die zukünftigen Altenpflegerinnen zu professioneller Pflege zu befähigen. Zu den Bereichen der Praxisanleitung gehören insbesondere:

- Einführung in die konkrete Pflegepraxis
- Zusammenführung von theoretischen Inhalten und praktischer Tätigkeit
- Entwicklung einer personen- und prozessorientiert gestalteten Pflege
- Begleitung der individuellen Lernerfahrungen der Schülerinnen
- Mitwirkung bei der Bewertung fachpraktischer Leistungen
- Pflege des Kontaktes mit dem Lernort Schule

Mit einer auf solche Weise konzipierten Praxisanleitung sind folgende Aufgaben verbunden:

- Anleitung organisieren (z.B. Mitwirkung bei der Erstellung des Ausbildungsplanes, Festlegen von gezielten Anleitungen unter Berücksichtigung der personellen Situation)
- Anleiten, Beraten und Gespräche führen (z.B. Einführung in die Einrichtung, praktische Anleitung im Pflegealltag, Lernberatung im Blick auf die praktische Ausbildung)
- Begleiten und fördern (z.B. den Schüler dort abholen, wo er »steht«: Wenn man vom Schüler ausgeht, unterstützt und fördert dies die persönliche Entwicklung)
- Kooperieren und kommunizieren (z.B. am Lernort Praxis mit den Teammitgliedern, am Lernort Schule mit den Dozenten und der Leitung)
- Beobachten und beurteilen (z.B. Beobachtung der Lernfortschritte, Anregungen zur wechselseitigen Reflexion geben, Bescheinigungen und Beurteilungen erstellen)

Dieses Aufgabenprofil erfordert bestimmte Kompetenzen, um eine dementsprechende, qualitativ gute Praxisanleitung gestalten zu können:

- **Fachkompetenz** umfasst Kenntnisse, Wissen, Fähigkeiten und Fertigkeiten im Blick auf Pflege, den Anleitungsprozess und die Evaluation.
- **Kommunikative Kompetenz** bedeutet: mit Schülern, im Team, mit Dozenten der Ausbildung situationsgerecht auf der Grundlage von Akzeptanz, Wertschätzung und Echtheit Kontakt aufzunehmen und zu kommunizieren sowie Beobachtungen wertfrei zu formulieren und die Fähigkeit, Beziehungen aufzubauen.
- **Soziale Kompetenzen** sind: Offenheit, Belastbarkeit, Zuverlässigkeit, Einfühlungsvermögen, Team- und Konfliktfähigkeit.
- **Methodenkompetenz** bedeutet, die Anleitung zielgerichtet und systematisch, aber auch prozesshaft zu gestalten.

Anregungen:

- Sie haben die Aufgabe der Praxisanleitung neu übernommen, in Ihrer Praxisanleitung treten schwierige Situationen auf oder Sie möchten eine neue Konzeption für Ihre Anleitung entwickeln oder ... Für solche Situationen lohnt es sich, mit anderen Kollegen gemeinsam die anstehenden Fragen zu reflektieren und zu beraten. Das schafft Zufriedenheit und trägt zur Qualität der Arbeit bei.
- Für eine solche Beratung, in der sich Kollegen gegenseitig beraten, empfiehlt sich das strukturierte Vorgehen, wie es die Arbeitsform der **Kollegialen Beratung** beinhaltet: Einbringen einer Situation – Rückfragen aus der Gruppe beantworten – die Situation durch die Gruppe beraten lassen – jedes Gruppenmitglied formuliert einen Lösungsweg – Problemeinbringer bezieht Stellung zur Beratung durch die Gruppe – Feedback aller an der Beratung beteiligten Personen.

3. Tipp: Organisieren Sie die Anleitung

Eine kontinuierliche Praxisanleitung erfordert ein planvolles Vorgehen. Dies ist in Kooperation mit der Leitung der Station zu gestalten. Dabei sind folgende Aspekte zu bedenken:

(1) Im Blick auf die Rahmenbedingungen

- Erlaubt die personelle Situation der Einrichtung die Übernahme einer Praxisanleitung von Schülern?
- Wie viel Zeit steht für die Praxisanleitung zur Verfügung?
- Wie viele Schüler sind anzuleiten?
- Welche räumlichen Gegebenheiten sind für die Durchführung von Gesprächen vorhanden?
- Wie ist die Vertretungsfrage bei Abwesenheit/Verhinderung (Krankheit, Urlaub) geregelt?
- Welche Unterstützung kann das Team der Praxisberaterin geben?
- Sind die alten Menschen der Einrichtung für die Anleitung geeignet und geben sie ihr Einverständnis?

(2) Im Blick auf das Ausbildungsangebot

Grundlage für die praktische Ausbildung ist der Ausbildungsplan. Jede Einrichtung hat einen solchen Plan zu erstellen. Die Inhalte richten sich nach der Altenpflegeausbildungs- und Prüfungsverordnung. In thematischer Hinsicht ist u. a. zu klären:

- Was soll gelernt werden?
- Welche Lernmöglichkeiten bietet die Einrichtung?
- Welche Lernaufgaben können gestellt werden?

Anregungen:
- Reflektieren Sie vor Beginn der Anleitung die einzelnen Bereiche und stellen Sie die Aufgaben zusammen, die sich daraus ergeben.
- Teilen Sie das Ergebnis Ihrer Überlegungen der Pflegedienstleitung mit und klären Sie mit ihr verbindlich das weitere Vorgehen.

4. Tipp: Fördern Sie die Motivation

Auf eine kurze Formel gebracht bedeutet Motivation: »Ich will!« Es ist in der Regel davon auszugehen, dass jeder Mensch den Wunsch hat, etwas zu gestalten, auszuprobieren und/oder zu bewirken. Die Kraft, »etwas zu wollen« ist allerdings von Mensch zu Mensch unterschiedlich ausgeprägt. Die Beweggründe für das Handeln von Menschen sind so vielfältig wie die Menschen selbst. Die Fragen nach dem »Was« und »Warum« beschreiben die »spezifische Motivation«. Diese ist bei jedem Menschen individuell ausgeprägt.

Bei den Auszubildenden der Altenpflege kann nicht immer davon ausgegangen werden, dass sie den Beruf aus Eigenmotivation gewählt haben. Es gibt unterschiedliche Motive für den gewählten Weg. Die Motivation bei der Ausbildung wird nicht zuletzt durch folgende zwei Faktoren beeinflusst:
- **Die Auszubildende selbst** mit ihren Bedürfnissen, Wünschen und Einstellungen. Diese Motivation ist eigen gesteuert und kommt von innen (intrinsische Motivation).
- **Die äußeren Rahmenbedingungen**, sprich: die Pflegeeinrichtung mit ihren Bedingungen, der sich die Schülerin gegenübersieht (extrinsische Motivation).

Anregungen:
- Tragen Sie dazu bei, dass die Auszubildende von Ihnen, aber auch durch das Team und seitens der alten Menschen Anerkennung bekommt.
- Sorgen Sie dafür, dass in Ihrer Einrichtung eine »Kultur der Anerkennung« gelebt wird.
- Geben Sie der Auszubildenden zu ihren Lernfortschritten, ihren positiven Verhaltensweisen und ihrer Einsatzbereitschaft ein Feedback.

▶▶

- Teilen Sie der Auszubildenden aber auch mit, wenn Sie etwas von ihr gelernt haben.
- Vermeiden Sie, dass sich Über- oder Unterforderung in Anleitungssituationen einstellen. Eine solche Erfahrung kann zur inneren Kündigung führen.

Durch das Lernangebot, durch Anerkennung und Kritik beeinflusst die Anleiterin die Lernbereitschaft und die Lernmöglichkeiten. Wo eine gute Beziehung vorhanden ist, kann sich das Lernen zu einem gegenseitigen Geben und Nehmen entwickeln.

5. Tipp: Entwickeln Sie Organisationshilfen

Organisationshilfen sind »Instrumente«, mit deren Hilfe die Anleitung unterstützt und vereinfacht werden kann. Vier Instrumente werden im Folgenden beschrieben:

(1) Handbuch für die praktische Ausbildung

Ein Handbuch ist ein Leitfaden für die Schülerin, die Praxisanleiterin und die Fachlehrerin. Ein solcher Leitfaden enthält Informationen, Unterlagen und Formulare, die für die praktische Ausbildung erforderlich sind. Der Aufbau eines solchen Handbuches sollte flexibel gestaltet sein, um auf veränderte Anforderungen reagieren zu können.

Mögliche Inhalte sind: Plan der praktischen Ausbildung, Nachweis der Praxisbesuche, Ausbildungsplan, Ausbildungsnachweis, Protokolle und Bescheinigungen, Beurteilungsbögen, Checklisten, Lernaufgaben. *Völkel* (2005) hat die Inhalte eines solchen Praxishandbuches ausführlich dargestellt.

(2) Treffpunkt für Anleiterinnen

Da mehrere Mitarbeiterinnen an der Anleitung in den Pflegeeinrichtungen beteiligt sind, sollte ein regelmäßiger Austausch zwischen den Anleiterinnen stattfinden. Ziel dieses Austausches ist es, jede Schülerin mit ihren Stärken und Schwächen im Blick zu behalten. Im gemeinsamen Gespräch werden Lernfortschritte, Defizite und der Gesamteindruck besprochen und (stichwortartig) schriftlich festgehalten.

(3) Bibliothek in der Einrichtung

Es ist sinnvoll, wenn in jeder Einrichtung eine kleine Bibliothek mit Standardliteratur und Fachzeitschriften des Fachgebietes vorhanden ist. Diese ist für alle Mitarbeitenden zugänglich. Beim Erstgespräch wird die Schülerin auf die Bibliothek aufmerksam gemacht. Es wird ihr nahe gelegt, dieses Angebot zu nutzen. Diese Bibliothek kann die Schülerin während der praktischen Ausbildung zur selbstständigen Erarbeitung von Arbeitsaufgaben benutzen.

(4) Arbeitskreis für Anleiterinnen

Zur Erarbeitung neuer Fragestellungen und Inhalte sowie zur Weiterentwicklung der Praxisanleitung ist es hilfreich, in der Region/Stadt einen Arbeitskreis für Praxisanleiterinnen zu bilden. Die Häufigkeit und Dauer der Treffen eines solchen Arbeitskreises werden sich am jeweiligen Bedarf orientieren. Sinnvoll ist es, den Ablauf solcher Treffen nach verabredeten Gesichtspunkten zu organisieren. Die Vorbereitung der Treffen kann nach dem Rotationsprinzip stattfinden.

2 Die Schülerin/der Schüler

6. Tipp: Klären Sie die Erwartungen

Die Situation der Anzuleitenden stellt sich ganz unterschiedlich dar. Schüler unterscheiden sich nach Herkunft, Alter, schulischem Werdegang, Ausbildungsstand und Lebenserfahrungen. Daraus ergibt sich, dass sie mit unterschiedlichen Erwartungen in die Einrichtungen kommen.

Befragt man die Schüler nach ihren Erwartungen an die Praxisanleiterin, erhält man Antworten der folgenden Art:

- Man erwartet pädagogische und fachliche Kompetenz.
- Es soll ausreichend Zeit für die Anleitung vorhanden sein.
- Sie soll Freude und Interesse an der Anleitung und an der Arbeit haben.

Darüber hinaus soll die Anleiterin freundlich und offen, einfühlsam, geistig flexibel und humorvoll sein. Diese Erwartungen beziehen sich zum einen auf die persönliche Seite und zum anderen auf die pflegerische Tätigkeit der Anleiterin.

Die Schüler erwarten generell, dass sie

- als Mensch mit den jeweiligen Fähigkeiten und Schwächen angenommen und integriert werden;
- klare Auskunft darüber erhalten, was von ihnen erwartet wird;
- Informationen über die Rahmenbedingungen erhalten;
- ihrem Ausbildungsstand entsprechend angeleitet werden;
- in ihren Fähigkeiten und Fertigkeiten gefördert werden;
- Rückmeldungen zu ihren persönlichen Fortschritten erhalten.

Zur Vorbereitung auf den Anleitungsprozess sind nicht allein die Absprachen und die Planung in der Einrichtung wichtig. Ebenso notwendig ist es, auch die eigene Einstellung zum Schüler mitsamt seinen Erwartungen zu bedenken.

Es kann hilfreich sein, sich im Vorfeld folgende Fragen zu stellen:
- Welche Erwartungen und Wünsche haben Sie an die Schüler und Schülerinnen?
- Was vermuten Sie: Welche Erwartungen und Wünsche hat jemand, der angeleitet wird, an Sie, die Sie für die Anleitung zuständig sind?

Im Erstgespräch anlässlich der praktischen Ausbildungsphase sollte ein Austausch über die wechselseitigen Erwartungen erfolgen. Dies trägt zur Transparenz des Anleitungsprozesses und zu einer wechselseitigen realistischen Wahrnehmung bei.

7. Tipp: Machen Sie die Schülerin mit ihren Aufgaben und Pflichten vertraut

Neben den persönlichen Erwartungen der Schülerin gibt es aber auch **Aufgaben**, die von ihr wahrzunehmen sind. Sie hat die Aufgabe, die praktische Ausbildung aktiv mitzugestalten und dabei ihr theoretisches Wissen einzubringen. Dazu gehört u.a., dass sie
- über Inhalte der schulischen Ausbildung und den aktuellen Ausbildungsstand informiert;
- ihre Wünsche im Blick auf die Anleitung formuliert;
- übertragene Aufgaben gewissenhaft ausführt;
- in der Praxis Durchgeführtes nachbereitet;
- Wissenslücken schließt;
- sich auf Gespräche und die Anleitungssituation vorbereitet.

Bestimmte **Pflichten** ergeben sich aus den gesetzlichen Bestimmungen und den arbeitsrechtlichen Grundlagen. Dazu gehören u.a.:
- Verschwiegenheitspflicht und das Einhalten der Datenschutzbestimmungen
- übertragene Aufgaben mit Sorgfalt durchführen
- Arbeitsunfähigkeit entsprechend den Vorschriften unverzüglich anzeigen
- Unfallverhütungsvorschriften einhalten

Die praktische Ausbildung baut auf den vorhandenen Kenntnissen der Schülerin auf. Das bedeutet aber nicht, dass sie nun über das gesamte Wissen gleich gezielt verfügen kann. Die Anwendung muss vielmehr erst schrittweise erlernt werden.

Anregungen:
- Wenn Sie über Aufgaben und Pflichten informieren, achten Sie auf die Einfachheit des Ausdrucks:
  - Verwenden Sie kurze Sätze und einen einfachen Satzbau.
  - Erklären Sie Fachausdrücke.

▶▶

  - Seien Sie sparsam im Gebrauch von Fremdwörtern.
  - Vermeiden Sie überflüssige Erläuterungen.
  - Verzichten Sie auf unnötige Wiederholungen.
- Legen Sie dem Gespräch einen roten Faden zugrunde:
  - Geben Sie zu Gesprächsbeginn einen Überblick.
  - Verwenden Sie zwischendurch strukturierende Hinweise.
  - Fassen Sie am Schluss das Wichtigste zusammen.
- Versuchen Sie anschaulich und abwechslungsreich zu formulieren:
  - Verwenden Sie Bilder.
  - Benutzen Sie Beispiele.

8. Tipp: Sorgen Sie für die Integration der Schülerin in das Team

Die Praxisanleiterin ist Mitarbeiterin im Pflegeteam. Während der praktischen Ausbildungsphase gehört die Schülerin ebenfalls zum Team. Die Art und Weise, wie man in einem Team miteinander umgeht, wird nicht zuletzt durch die zwischenmenschlichen Beziehungen und die daraus resultierende »Atmosphäre« bestimmt. Wechselseitige Akzeptanz und Wertschätzung spielen dabei eine große Rolle. Ist der Umgang miteinander durch Akzeptanz und Wertschätzung bestimmt, so kann die Schülerin erleben und erfahren, dass

- neue Teammitglieder offen und freundlich aufgenommen werden;
- wechselseitige Erwartungen geklärt werden;
- zum Fragen und zum Beantworten von Fragen aufgefordert wird;
- auch die Vorschläge und Beiträge von Schülerinnen aufgenommen werden;
- Stärken genannt werden können und auf Probleme eingegangen wird;
- Lob und Anerkennung ausgesprochen werden;
- auch kritische Aussagen gemacht werden können;
- Arbeitsaufträge den Fähigkeiten entsprechend erteilt werden.

All dies führt zu einem positiven Lernklima, in dem die Schülerin leichter lernen kann. Herrschen im Team dagegen Konflikte vor, so hat das negative Auswirkungen auf die Lernsituation. Es ist allerdings nicht die Aufgabe der Praxisanleiterin, sondern der Pflegedienstleitung, für eine gute Zusammenarbeit im Team Sorge zu tragen. Damit die Schülerin sich von Anfang an im Team gut aufgenommen und integriert fühlt, ist es für sie wichtig zu wissen, was das Team von ihr erwartet.

Anregungen:
- Nehmen Sie sich in einer Dienstbesprechung des Teams etwas Zeit und sammeln Sie die Erwartungen, die das Team an die Schülerinnen hat.
- Reflektieren Sie die einzelnen Erwartungen unter der Fragestellung, wie angemessen und wichtig oder evtl. auch unangemessen sie sind, und entscheiden sie dann, welche Erwartungen Sie an die Schülerinnen weitergeben wollen.
- Formulieren Sie die Erwartungen schriftlich, um Missverständnissen vorzubeugen.
- Im Erstgespräch kann die Anleiterin diese Erwartungen mit der neuen Schülerin besprechen.
- Regen Sie die Schülerin an, ihre Erwartungen an das Team zu formulieren.

3 Das Lernfeldkonzept als Grundlage der Anleitung

9. Tipp: Machen Sie sich mit den Grundlagen des Lernfeldkonzepts vertraut

Durch die Anforderungen in der Arbeitswelt (Flexibilität, Effektivität und Anpassung an veränderte Arbeitsformen) hat sich ein grundlegender Strukturwandel vollzogen. Diese Anforderungen machen eine entsprechende Veränderung in der Berufsausbildung nötig. Mit dem Lernfeldkonzept wird auf diese Situation reagiert.

Dieses Konzept, das auch für die Pflegeausbildung relevant wurde, beruht auf den »Handreichungen für die Erarbeitung von Rahmenlehrplänen« der Kultusministerkonferenz von 1996 und 2000. Danach besteht das Leitziel der beruflichen Ausbildung künftig darin, Handlungskompetenzen zu vermitteln. Um dieses Ausbildungsziel zu erreichen, ist es nicht mehr ausreichend, einzelne Tätigkeiten und Krankheitsbilder bzw. einzelne Fächer isoliert voneinander im Unterricht zu behandeln und zu erlernen. Es hat sich bei der alten Ausbildungsform gezeigt, dass eine solche isolierte, additive Form der Vermittlung des Fachwissens nur unzureichend geeignet ist, um in der beruflichen Praxis zur Bewältigung von Aufgaben und zur Lösung von Problemen beizutragen.

Nach dem neuen Konzept wird nun eine Lernform propagiert, die bei den Interessen der Schülerinnen ansetzt und zu einer selbstständigen Bewältigung von komplexen beruflichen Lernsituationen in der Praxis führt. Die erforderlichen Inhalte zur Bewältigung einer Lernsituation werden dabei durch ein fächerübergreifendes und vernetztes Lernen erworben.

In der Ausarbeitung des Lernfeldkonzeptes für die altenpflegerische Ausbildung werden als Grundlage **vier Lernbereiche** (Ausbildungs- und Prüfungsverordnung 2002, Anlage 1) benannt:
(1) Aufgaben und Konzepte in der Altenpflege.
(2) Unterstützung alter Menschen bei der Lebensgestaltung.
(3) Rechtliche und institutionelle Rahmenbedingungen altenpflegerischer Arbeit.
(4) Altenpflege als Beruf.

Diesen vier Lernbereichen werden **vierzehn Lernfelder** zugeordnet:
(1) Aufgaben und Konzepte in der Altenpflege
- Theoretische Grundlagen in das altenpflegerische Handeln einbeziehen.
- Pflege alter Menschen planen, durchführen, dokumentieren und evaluieren.
- Alte Menschen personen- und situationsbezogen pflegen.
- Anleiten, beraten und Gespräche führen.
- Bei der medizinischen Diagnostik und Therapie mitwirken.

(2) Unterstützung alter Menschen bei der Lebensgestaltung
- Lebenswelten und soziale Netzwerke alter Menschen beim altenpflegerischen Handeln berücksichtigen.
- Alte Menschen bei der Wohnraum- und Wohnumfeldgestaltung unterstützen.
- Alte Menschen bei der Tagesgestaltung und bei selbst organisierten Aktivitäten unterstützen.

(3) Rechtliche und institutionelle Rahmenbedingungen altenpflegerischer Arbeit
- Institutionelle und rechtliche Rahmenbedingungen beim altenpflegerischen Handeln berücksichtigen.
- An qualitätssichernden Maßnahmen in der Altenpflege mitwirken.

(4) Altenpflege als Beruf
- Berufliches Selbstverständnis entwickeln.
- Lernen lernen.
- Mit Krisen und schwierigen sozialen Situationen umgehen.
- Die eigene Gesundheit erhalten und fördern.

Lernsituationen und Lernaufgaben

Zu den vier Lernbereichen und zu den vierzehn Lernfeldern kommen nun die **einzelnen Lernsituationen**, die in Zusammenarbeit zwischen Schule und Einrichtung entwickelt werden. In diesen Lernsituationen können dann die erforderlichen Kenntnisse, Fähigkeiten, Fertigkeiten und Kompetenzen gelernt, eingeübt und reflektiert werden.

Durch **Lernaufgaben** werden Lernsituationen bearbeitet und entsprechende Kompetenzen vermittelt und eingeübt. Manches wird durch bloßes Zusehen wahrgenommen und so auf dem Wege der Imitation gelernt. Das Lernen durch Nachahmung ist eine wichtige Form menschlichen Lernens. In unserem Leben lernen wir vieles – so nebenbei – auf dem Wege der Imitation. Die Praxisanleiterin sollte sich dessen bewusst sein: Alles, was sie tut, ist ein Lernmodell für die Schülerin, auch ihre Handlungsweisen außerhalb der gezielten Anleitungssituation haben Vorbildcharakter für die Schülerin.

Bei der Ausbildung kann man es aber nicht dem Zufall überlassen, dass etwas gelernt wird – oder nicht. Deshalb kann es nicht nur um ein bloßes Zusehen gehen, sondern um eine zielorientierte Beobachtung. Diese macht aber eine klare Aufgabenstellung für die beobachtende Schülerin notwendig.

Anregung:

- Formulieren Sie für die gezielte Beobachtung einer Situation eine Aufgabenstellung und werten Sie diese anschließend mit der Schülerin aus. So kann es durch eine »zufällige« Beobachtung zu einer aktiven Mitarbeit der Schülerin an der Lernsituation kommen.

10. Tipp: Arbeiten Sie mit dem Lernort »Schule« zusammen

Zu den Aufgaben der Praxisanleiterin gehört es, den Kontakt mit der Altenpflegeschule zu halten (§ 2 (2) AltPflAPrV). Der Lernort Schule und der Lernort Praxis sind gemeinsam dafür verantwortlich, dass die Ausbildungsziele erreicht werden. Dazu sind der Unterricht in den Altenpflegeschulen und die praktische Ausbildung inhaltlich aufeinander abzustimmen.

- Die Schule erstellt die jeweilige Ausbildungsplanung und ist zuständig für die Abstimmung der Lernangebote im Rahmen der Ausbildung.
- Die Verantwortlichen am Lernort Praxis entwickeln einen Ausbildungsplan als Grundlage der praktischen Ausbildung.

Das erfordert einen kontinuierlichen und intensiven Austausch aller am Ausbildungsprozess Beteiligten. Daher ist die Zusammenarbeit zwischen der Schule und den kooperierenden Einrichtungen mit ihren jeweiligen Praxisfeldern ausgesprochen wichtig. Nur so kann der Ausbildungsordnung angemessen Rechnung getragen werden, in der es heißt: »*Die Altenpflegeschule stellt durch die Lehrkräfte für die Zeit der praktischen Ausbildung die Praxisbegleitung der Schülerinnen und Schüler in den Einrichtungen sicher. Aufgabe der Lehrkräfte ist es, die Schülerinnen und Schüler durch begleitende Besuche in den Einrichtungen zu betreuen und zu beurteilen sowie die Praxisanleiterinnen und Praxisanleiter zu beraten*« (§ 2 (3) AltPflAPrV).

Die Praxisbegleitung erfordert die Anwesenheit der Lehrerinnen vor Ort, um die Theorie-Praxis-Verknüpfung im direkten Gespräch mit der Pflegepraxis zu entwickeln. Die Fachlehrerinnen in der Schule erstellen Lernaufträge und geben Projektaufgaben bzw. Arbeitsaufträge für den Praxisbesuch.

»*Zum Ende eines Ausbildungsjahres erteilt die Altenpflegeschule der Schülerin oder dem Schüler ein Zeugnis über die Leistungen im Unterricht und der praktischen Ausbildung. Die Note für die praktische Ausbildung wird im Einvernehmen mit dem Träger der praktischen Ausbildung festgelegt.*« (§ 3 (1) AltPflAPrV)

Die Praxisanleiterin benotet nicht die Leistungen der Schülerin. Ihre Beobachtungen und Beurteilungen haben die Funktion von Förderung und Feedback. Sie bringt allerdings auf Grund ihrer Beobachtungen wesentliche Aspekte für die Beurteilung der Schülerin ein. Auf diesem Wege kann sie eine wichtige Unterstützung bei der Notengebung sein.

Anregung:

- Definieren und formulieren Sie die einzelnen Lernsituationen und Lernaufträge gemeinsam mit der Praxisbegleitung der Schule. So entwickelt sich eine gute und effiziente Zusammenarbeit.

11. Tipp: Gestalten Sie die Lernsituationen

Lernsituationen bilden die Grundlage in der theoretischen und praktischen Ausbildung. Sie sind die kleinsten didaktischen Einheiten innerhalb des Lernfeldkonzeptes. Da die Lernsituationen am Ende des Entwicklungsprozesses stehen, ist es wichtig, dass sie die relevanten und wichtigen Prozesse und Aufgaben des Berufes widerspiegeln.

Lernsituationen werden in der Regel mit einem Fallbeispiel verknüpft. So können an einer exemplarischen Situation (z. B. in einer geplanten Anleitung) Wissen, Fähigkeiten und Kompetenzen vermittelt und eingeübt werden. Um eine solche Anleitung effektiv gestalten und beurteilen zu können, ist es notwendig, dass die Praxisanleiterin über den aktuellen Ausbildungsstand des einzelnen Schülers informiert ist.

Der praktische Teil der Ausbildung bezieht sich gemäß der Ausbildungs- und Prüfungsverordnung auf die Lernbereiche »Aufgaben und Konzepte der Altenpflege« (Lernbereich 1) und »Unterstützung alter Menschen bei der Lebensgestaltung« (Lernbereich 2). Diesen Lernbereichen sind Lernfelder zugeordnet (s.Tipp 9) Diesen Lernfeldern können Ziele für die Praxis zugeordnet werden. Dazu sind nun Pflegesituationen, die in der Einrichtung vorkommen, für die Anleitung und Prüfung zu entwickeln.

Beispiel
An einem Beispiel aus dem ersten Lernbereich soll dies verdeutlicht werden (vgl. *Völkel* 2005:120f.):
Lernbereich 1: Aufgaben und Konzepte in der Altenpflege.
Lernfeld 1.1: Theoretische Grundlagen in das altenpflegerische Handeln einbeziehen.
Ein **Ziel** für diesen Bereich kann sein: »*Die Schülerin kennt das in der Einrichtung angewandte Pflegemodell und richtet das Handeln in den individuellen Pflegesituationen danach aus.*« Es geht um die **Pflegesituation** »Unterstützung alter Menschen bei der Selbstpflege: z. B. sich Mund und Zähne pflegen können.«
Die **Erarbeitung der Lernsituation** kann in folgenden Schritten erfolgen:

- Die Praxisanleiterin gibt einen Lernauftrag.
- Die Schülerin überprüft anhand vorgegebener Kriterien allein oder mit Unterstützung der Praxisanleiterin ihre Kenntnisse und ihr Wissen zum Lernauftrag.
- Das fehlende Wissen wird von der Schülerin selbständig erarbeitet.
- Das Ergebnis wird anhand eines Protokolls oder einer Checkliste dokumentiert.
- Das Protokoll bzw. die Checkliste wird im Praxishandbuch der Schülerin im jeweiligen Ausbildungsjahr abgeheftet.

Anregungen:

- Die Inhalte der praktischen Ausbildung sind durch die Lernbereiche und Lernfelder in den Ausbildungsbestimmungen in grober Form vorgegeben. Erstellen Sie in Anlehnung an den Ausbildungsplan für Ihre Einrichtung eine Checkliste von Lernsituationen.
- Ordnen Sie der Lernsituationen-Checkliste folgende Angaben zu:
  - Welches Wissen ist dazu notwendig?
  - Welche Lernaufträge können formuliert werden?
  - Welche Fähigkeiten, Fertigkeiten und Kompetenzen kann die Schülerin dadurch entwickeln?

4 Kommunikation

12. Tipp: Beachten Sie die Grundregeln der Kommunikation

Bei der Kommunikation geht es um den Austausch von Informationen, Eindrücken und Gefühlen zwischen Menschen. Kommunikation bedeutet, dass man mit anderen in Verbindung tritt.
Der Kommunikationsforscher *Paul Watzlawick* hat **zwei Grundregeln der Kommunikation** herausgestellt, die in allen zwischenmenschlichen Kontakten eine Rolle spielen (vgl. *Adam* 2005:19ff.):

(1) Es ist nicht möglich, nicht zu kommunizieren.
In der Gegenwart eines anderen Menschen hat jedes Verhalten eine bestimmte Bedeutung für die Kommunikation. Auch wenn nicht miteinander geredet wird, wird trotzdem kommuniziert, indem körpersprachliche Signale an das Gegenüber übermittelt werden. Wenn Sie sich als Anleiterin beispielsweise im Sitzungszimmer aufhalten und in Ruhe gelassen werden wollen, nehmen Sie »automatisch« ein bestimmtes Verhalten ein: Sie lesen z.B. in einer Fachzeitschrift. Damit signalisieren Sie, dass Sie nicht angesprochen werden wollen.

(2) *Jede Kommunikation hat eine Inhalts- und Beziehungsebene.*
In einem Gespräch geht es nicht nur um die Weitergabe von Informationen und Sachverhalten (Sachaspekt). Jede Kommunikation sagt durch die Art und Weise, wie geredet wird, etwas über die Beziehung zu der Person, mit der geredet wird (Beziehungsaspekt) aus. Die Inhalts- und Beziehungsebene spielen bei jeder Kommunikation eine große Rolle. Wenn Sie als Anleiterin mit einer Schülerin sprechen, sagen Sie auch immer etwas über die Beziehung zu ihr aus. Man kann die Bedeutung dieser Grundregel für menschliche Kommunikation gar nicht überschätzen. In der Regel wird sie unterschätzt.

Der komplexe Vorgang der Kommunikation lässt sich gut an dem Modell erläutern, das von dem Kommunikationsforscher *Friedemann Schulz von Thun* entwickelt wurde (s. *Adam* 2005:29ff.). Danach enthält jede Äußerung oder Nachricht zwischen Menschen vier Aspekte, die stets gleichzeitig wirksam sind. *Schulz von Thun* spricht daher von einem *»Quadrat der Nachrichten«*, das aus Sachinhalt, Beziehung, Selbstoffenbarung und Appell besteht.
Wenn Sie Ihrer Schülerin etwa mitteilen *»Morgen treffen wir uns um 12.30 Uhr«*, dann

- senden Sie eine Nachricht. Sie geben eine Information über den Zeitpunkt der nächsten Zusammenkunft *(= Sach- oder Inhaltsaspekt);*

- sagen Sie etwas über Ihre Beziehung zur Schülerin aus und wie Sie sie einschätzen *(= Beziehungsaspekt).* Im vorliegenden Falle geht es also darum, dass Sie sich treffen, um etwas zu besprechen, was die praktische Ausbildung betrifft. Aus jeder Mitteilung geht eben auch hervor, in welcher Beziehung die Gesprächsteilnehmerinnen zueinander stehen. Die Signale zur Beziehung werden in der Regel »zwischen den Zeilen« gesendet. Der Tonfall und die Mimik spielen dabei eine große Rolle;
- stellen Sie sich selbst dar *(= Selbstoffenbarungsaspekt).* Jeder Satz, der gesagt wird, gibt Auskunft über die Senderin: Ist sie müde, aggressiv, gereizt, interessiert oder guter Laune? Dabei geht es sowohl um die eigene gewollte als auch um die unbeabsichtigte Selbstdarstellung. Jede Senderin gibt mit einer Nachricht »Ich-Botschaften« und damit auch etwas von der eigenen Persönlichkeit preis;
- beeinflussen Sie Ihre Schülerin *(= Appellaspekt).* Mit jeder Nachricht, die sie weitergeben, möchten Sie auch etwas erreichen. Sie möchten Einfluss nehmen, die Schülerin dazu bewegen, etwas zu tun oder zu lassen. Im vorliegenden Fall hat die Adressatin gar keine Wahl, weil sie als Anzuleitende im Rahmen der praktischen Ausbildung der Einladung Folge leisten muss. Anders wäre es, wenn gesagt worden wäre: *»Wollen wir uns morgen um 12.30 Uhr einmal im Cafe Central zusammen setzen?«* Dies könnte als Einladung zum Plaudern verstanden werden und darauf hinweisen, dass die Anleiterin auch ein Interesse an einer persönlichen Beziehung hat.

Der Kommunikationsforscher *Oswald Neuberger* hat für diese Vierdimensionalität der Kommunikation den gut einprägsamen Begriff **TALK** (vom Englischen: to talk = reden) gewählt. Damit meint er Folgendes (*Neuberger* 1996):

→ T = Tatsachen (Sachebene)
→ A = Ausdruck (Selbstoffenbarungsebene)
→ L = Lenkung (Appellebene)
→ K = Kontakt (Beziehungsebene).

Diese Aspekte sind aus der Sicht des Senders beschrieben. Der Empfänger nimmt ebenfalls die vier Seiten einer Nachricht wahr: Er oder sie hat vier Ohren. Aus der Sicht der Schülerin stellt sich das *»Vier-Ohren-Modell«* so dar:

- Das *»Sach-Ohr«* = Wie ist das, was die Anleiterin sagt, zu verstehen?
- Das *»Beziehungs-Ohr«* = Was hält sie von mir? Wie ist ihre Beziehung zu mir? Wie redet sie heute mit mir? Was glaubt sie, wen sie vor sich hat?
- Das *»Selbstoffenbarungs-Ohr«* = Was ist meine Anleiterin für ein Mensch? Weshalb verhält sie sich heute so? Was ist mit ihr?
- Das *»Appell-Ohr«* = Was erwartet sie von mir? Was soll ich tun?

Bei vielen Menschen sind nicht alle »Ohren« in gleicher Weise entwickelt. Oft ist ein Ohr besonders gut ausgebildet. Kommunikation kann nur dann störungsfrei ablaufen, wenn die Empfängerin jeweils auch das heraushört, was der Sender mit seiner Nachricht mitteilen wollte. Dies gelingt nur dann, wenn alle Ohren gleich entwickelt sind, d.h. alle Ohren sind für alle vier Aspekte gleichermaßen offen.

Wenn z.B. das »Beziehungs-Ohr« bei der Schülerin besonders groß ist, wird sie aus jeder Nachricht überwiegend das heraushören, was die Anleiterin von ihr hält. Diese Überbewertung des Beziehungsaspektes kann dazu führen, dass die Schülerin die anderen drei Aspekte der Nachricht nur eingeschränkt wahrnimmt. Die Auswirkungen sind dann Kommunikationsstörungen, weil die Beteiligten aneinander vorbei reden und sich vermutlich nicht verstehen.

Anregungen:

- Beachten Sie in der Anleitung die Sach- und Beziehungsebene als gleichrangig. Sie steigern damit den Erfolg Ihrer Anleitung und tragen dazu bei, dass die Schülerin zufrieden ist. Im Gespräch mit der Schülerin hängt es vorwiegend von der Beziehungsebene ab, ob die Schülerin Sie als sympathisch erlebt, und ob sie die Gesprächsatmosphäre als angenehm empfindet.
- Prüfen Sie, inwieweit Sie als Praxisanleiterin selbst die vier Aspekte einer Nachricht ausgewogen wahrnehmen oder ob es ein »Ohr« gibt, auf dem Sie besonders gut hören.
- Analysieren Sie Gesprächssituationen unter den genannten Dimensionen, um Kommunikationsprozesse besser zu erfassen oder Kommunikationsstörungen auf die Spur zu kommen.

13. Tipp: Achten Sie auf Ihre Körpersprache

Der Eindruck bei einer ersten Begegnung wird zu 38 % vom Klang der Stimme, zu 55 % von der Körpersprache und nur zu 7% von den gesprochenen Worten bestimmt. In sozialen Situationen haben nonverbale Mitteilungen viermal so viel Gewicht wie die gesprochene Sprache. Menschliche Kontakte laufen zu 30 % verbal und zu 70 % nonverbal ab.
Körpersprache ist dabei ein Sammelbegriff für Gestik, Mimik, Körperhaltung, Blickkontakt und Motorik. Sachliche Informationen werden durch Körpersprache nicht vermittelt, dafür aber viele zuverlässige Informationen über Alter, Geschlecht und Gefühle.

Wo die Körpersprache mit der verbalen Sprache übereinstimmt, unterstützt sie die Kommunikation von Mensch zu Mensch. Häufig kommt es aber in Kommunikationsabläufen zu Schwierigkeiten, weil die Körpersprache und die verbale Sprache nicht stimmig sind. Wenn z. B. die Anleiterin sagt: »*Das verbitte ich mir!*« und dazu lächelt, sendet sie eine »doppelte Botschaft«. Durch das Lächeln wird die Aussage, dass sie sich etwas verbittet, untergraben und macht sie im ungünstigsten Falle wirkungslos.

Die Körpersprache ist in sich sehr komplex. Sie ist geschlechtsspezifisch, kultur- und situationsabhängig. Es ist deshalb schwierig, universal gültige Aussagen zu machen. Aber es gibt doch einen Grundbestand von natürlichen Köpersignalen und -haltungen, den zu deuten nicht allzu schwer ist, wie die folgende Aufstellung zur Körpersprache zeigt. Diese will nicht vollständig sein. Sie möchte aber dazu beitragen, den eigenen Blick für die Signale des Körpers zu schärfen (s. *Adam* 2005:37 f.):

Tabelle 1: Die Signale des Körpers.

Körpersignale	… und ihre mögliche Bedeutung
Arme vor der Brust gekreuzt	Abwarten, Wunsch nach Distanz, verschlossen, nicht aufnahmebereit
Arme – offene Haltung	Offenheit, Aufnahmebereitschaft, Sicherheit, Selbstbewusstsein
Hände offen	entspannt, kommunikationsbereit
Hand fest um einen Gegenstand gelegt	Angespanntheit, Verkrampfung
Wenig Blickkontakt	Desinteresse, Verlegenheit
Direkter Blickkontakt	Interesse, Sicherheit, Selbstbewusstsein
Ausweichender Blick	Unsicherheit, Verlegenheit
Beinhaltung in Richtung Gesprächspartner (auch übereinander geschlagen)	Interesse, Zuwendung, Aufmerksamkeit
Beinhaltung weg vom Gesprächspartner (auch übereinander geschlagen)	Abwendung, Desinteresse
Oberkörper leicht vorgebeugt	Interesse, Zuwendung, Anteilnahme
Oberkörper leicht zurückgelehnt	Abwarten, kritische Prüfung
Aufrechte Körperhaltung	Sicherheit, Selbstbewusstsein

Anregungen:

- Wenn Sie mit einem Schüler im Gespräch sind, überprüfen Sie hin und wieder Ihre eigene Körperhaltung, Ihren Blick, Ihre Mimik und Gestik. So können Sie die Wahrnehmung für Ihre eigene Körpersprache und die der anderen schärfen.

▸▸

- Achten Sie auf die Körpersprache Ihres Anzuleitenden und zwar sowohl auf die negativen (wenig Blickkontakt, in die Luft schauen, angespannte Körperhaltung, trommelnde Finger, Oberkörper weit zurückgelehnt) als auch auf die positiven Signale (offene Körperhaltung, Blickkontakt, mit dem Kopf zustimmend nicken). Negative Signale können ein Frühwarnsystem für Kommunikationsprobleme sein.
- Wenn Sie die Grundregeln einer guten Körpersprache beachten, können Sie eine kompetente Wirkung erzielen. Ihre Körperhaltung ist Ihre »Visitenkarte«.

14. Tipp: Achten Sie auf geschlechterspezifische Kommunikation

Reden Frauen anders als Männer? Empirische Untersuchungen zeigen, dass es in unserer Gesellschaft Unterschiede im kommunikativen Verhalten von Frauen und Männern gibt. Die Art und Weise, wie miteinander kommuniziert wird, ist also keineswegs geschlechtsneutral. Folgende Unterschiede sind beispielsweise zu beobachten:

- Frauen verwenden in Gesprächen wesentlich häufiger als Männer einschränkende Formulierungen wie z. B.: vielleicht, irgendwie, eventuell, ungefähr ... Solche Wendungen können leicht den Eindruck von Unsicherheit hervorrufen.
- Auf atmosphärische Störungen in Gesprächen reagieren Frauen intensiver.
- Frauen gehen in Gesprächen stärker auf andere Personen ein, signalisieren öfter ihre Zustimmung und schaffen dadurch zwischenmenschliche Beziehungen.
- Frauen unterbrechen ihre Gesprächspartner seltener als Männer, sie agieren insgesamt höflicher und zurückhaltender.

Die Unterschiede werden darin gesehen, dass Männer und Frauen eine unterschiedliche Sprache sprechen: Männer sprechen eher »öffentlich« orientiert, d. h. eine Berichtssprache. Frauen verwenden eine Beziehungssprache, die eher privat ausgerichtet ist. Für Frauen sind Gespräche Verhandlungen über Nähe. Es geht ihnen um Bestätigung, Einverständnis und Unterstützung. Streit soll vermieden werden. Männer nutzen dagegen die Sprache, um Informationen auszutauschen und eigenes Wissen anzubringen. Für Männer geht es in Gesprächen stärker um Bewahrung von Unabhängigkeit, Vermeidung von Niederlagen und um Statusaushandlungen.

Es geht nicht darum, dass Männer und Frauen gleichgeschaltet werden. Unterschiede bleiben durchaus erhalten. Wichtig ist aber, dass Frauen und Männer in Übereinstimmung mit ihren Werten ihren jeweils eigenen Gesprächsstil gestalten können. Durch das bewusste Wahrnehmen des anderen Gesprächsstils ergibt sich die Einsicht in das breite Spektrum menschlicher Kommunikation.

Anregungen:

- Nutzen Sie bewusst Anleitungsgespräche, um über Kommunikationsmuster von Frauen und Männern zu sprechen. So kann bereits im Vorfeld für mögliche Quellen von Missverständnissen in der Kommunikation, die sich aus dem geschlechtsspezifischen Stil ergeben, sensibilisiert werden.
- Speziell ist das unterschiedliche Kommunikationsverhalten auch für Gespräche in der konkreten Pflege von Bedeutung. Es gilt auch hier, die unterschiedlichen Bedürfnisse von Frauen und Männern, ihre Verschiedenartigkeit und Gleichheit wahrzunehmen und zu berücksichtigen. Geschieht dies, können Schwierigkeiten in der Verständigung mit zu pflegenden Personen, die sich auf Grund geschlechtsspezifischer Kommunikation ergeben, eher erkannt werden.

15. Tipp: Nehmen Sie kommunikative Grundhaltungen ein

In Tipp 12 ist davon die Rede, dass jede Kommunikation auch eine Beziehungsebene hat. Diese stellt sich nicht immer von selbst ein. Man muss und kann auch etwas dafür tun. Darum ist es eine wichtige Aufgabe für den Anleiter, Beziehungen aufzubauen und zu gestalten. Hier ist *Carl Rogers* hilfreich, der drei kommunikative Grundhaltungen herausgearbeitet hat, die einen wesentlichen Faktor für ein gutes Gesprächsklima und den Aufbau von Beziehungen bilden. Es handelt sich um Echtheit, Wertschätzung und Empathie (s. *Adam* 2005:49f.):

- **Echtheit oder Kongruenz:** Bei dieser Grundhaltung geht es darum, dass man sich selbst als Anleiter stimmig zeigt, d.h. sich so zeigt, wie man tatsächlich ist, anderen nichts vormacht, sondern offen, ehrlich und wahrhaftig ist. Dazu ist aber zu bemerken: Alles, was gesagt wird, muss echt und wahrhaftig sein; aber nicht alles, was echt und wahrhaftig ist, muss gesagt werden! Man spricht in diesem Zusammenhang daher von einer »selektiven« Echtheit oder einer verantworteten Echtheit.
- **Wertschätzung oder bedingungsloses Akzeptieren:** Diese Haltung bedeutet, dass am anderen als ganzer Person Interesse besteht (Herkunft, Erscheinungsbild, Sprache, Intellekt) und er so angenommen wird, wie er ist. Diese Annahme muss kommuniziert werden, damit sie erfahrbar wird. Dies geschieht z.B. durch Gesten, Körperhaltung und Gesichtsausdruck.
  Es ist aber auch die sprachlich übermittelte Annahme wichtig. Das bedeutet nicht, dass alles, was der Schüler tut und sagt, gut ist. Es geht zunächst um die positive Zuwendung und Annahme einer Person und ihres Erlebens.
  Die Frage der Bewertung ist dann ein anderer Schritt, denn Wertschätzung bedeutet nicht, dass jedes Verhalten kritiklos hingenommen wird. Wichtig ist es aber, bei der (notwendigen) Kommunikation über kritische Vorgänge oder zu kritisierendes

Verhalten deutlich zwischen persönlicher Wertschätzung und Ansprechen kritischen Verhaltens zu unterscheiden. Z. B. »*Ich verstehe sehr wohl, dass Sie sich so verhalten haben und es gut gemeint haben, aber bedenken Sie doch auch, dass sich aus Sicht der Patientin der ganze Vorgang folgendermaßen darstellt ...*«

- **Empathie oder einfühlendes Verstehen:** Diese Grundhaltung bedeutet Anteilnahme an einer anderen Person und ihrer Lebenswelt. Es geht dabei um die Bereitschaft und die Fähigkeit, sich in die Einstellungen anderer Menschen hineinzufühlen und sich in deren Situation hineinzuversetzen. Dabei ist es wichtig, die Welt so zu sehen, wie die andere Person sie sieht – und die andere Person so zu sehen, wie sie sich selbst sieht.

Diese beschriebenen Grundhaltungen schließen nun solche kommunikativen Verhaltensweisen aus, die jede wirkliche Kommunikation unterbinden und unmöglich machen. Dazu gehören u. a.:

- sich herablassend verhalten (z. B. bewerten, Vorwürfe erheben, »alte Geschichten« ausgraben).
- Signale setzen (z. B. befehlen, dem anderen keine Wahl lassen, ungebetene Ratschläge erteilen, dem anderen drohen).
- Vermeidungsstrategien (z. B. vage sein, Ablenkungsmanöver, hinhalten).

16. Tipp: Verwenden Sie hilfreiche Fragetechniken

Fragen gehören zu den wichtigsten Techniken menschlicher Gesprächsführung. Sie verdienen deshalb besondere Aufmerksamkeit. Wenn Fragen gestellt werden, sind damit unterschiedliche Interessen verbunden. Man möchte

- Informationen erhalten,
- Interesse an der Gesprächspartnerin signalisieren,
- zum Mit- und Nachdenken anregen,
- die eigene Neugier befriedigen,
- das Gesprächsklima beeinflussen,
- sich Wissen aneignen und Zusammenhänge verstehen,
- Impulse setzen,
- Prozesse in Gang bringen,
- eigene Ziele voranbringen,
- sich amüsieren.

Es gibt unterschiedliche Formen von Fragen. Sie haben jeweils eine unterschiedliche Wirkung auf der Sach- und Beziehungsebene. Von besonderem Gewicht sind die geschlossenen und offenen Fragen:

- **Geschlossene Fragen** (z.B.: *»Haben Sie die Aufgabe verstanden?«)* Die Antwort auf eine solche Frage kann normalerweise nur mit einem Wort gegeben werden: ja, nein, gut, schlecht usw.
  Geschlossene Fragen sind geeignet, um schnell eine Information zu bekommen, ein Problem einzukreisen oder rasch Auskunft über Fakten zu erreichen. Geschlossene Fragen erbringen auf der Sachebene nur wenige Informationen; die Antwortmöglichkeiten sind eingeschränkt. Auf der Beziehungsebene kann leicht das Gefühl entstehen, bevormundet zu werden. Dieses kann zu einer negativen Gesprächsatmosphäre führen.
  Zu den geschlossenen Fragen gehören einige besondere Formen:
  - **Alternativfragen** (z.B.: *»Welcher Termin passt Ihnen besser: Montag oder Mittwoch?«).* Es werden zwei Möglichkeiten angeboten. Diese Frageform ist dann angebracht, wenn rasch eine Entscheidung herbeizuführen ist.
  - **Kontrollfragen** (z.B.: *»Sind wir uns einig, dass Sie ab morgen für eine Woche täglich Frau K. begleiten?«*). Kontrollfragen geben vorausgegangene Aussagen der Gesprächspartnerin wieder. So lässt sich feststellen, ob das, was besprochen und verabredet ist, auch verstanden wurde. Diese Form eignet sich am besten am Ende eines Gesprächs. Diese Art der Frage wirkt Klima verbessernd und vermindert Missverständnisse.
- **Offene Fragen** (z.B.: *»Wie haben Sie das Gespräch heute mit Frau X. erlebt?«)* Diese Fragen lassen mehrere Antwortmöglichkeiten zu. Offene Fragen beginnen immer mit einem Fragewort (*wer, was, wann …*) Sie werden daher auch W-Fragen genannt. Das Fragewort »Warum« eignet sich nicht für ein Gespräch. Die Warum-Frage wirkt tendenziell inquisitorisch. Der Gesprächspartner wird mit einer solchen Frage leicht in die Position der Rechtfertigung und Verteidigung gedrängt.
  Die Kommunikation ist bei offener Fragestellung ausgewogener, auch wenn Sie als Fragender das Gespräch führen. Auf der Sachebene bringt diese Frageform viele neue Informationen. Es besteht aber auch die Gefahr, vom Thema abzuschweifen. Auf der Beziehungsebene wird der Schülerin Interesse signalisiert und das Bedürfnis nach Anerkennung kann befriedigt werden. So wird das Gesprächsklima positiv beeinflusst. Besonders bei wortkargen Menschen können offene Fragen zu einem größeren Redeanteil und zu mehr Kontakt führen.

Anregungen:

- Stellen Sie nicht mehrere Fragen gleichzeitig.
- Bilden Sie kurze Fragesätze.
- Geben Sie der Anzuleitenden nach jeder Frage Zeit zum Nachdenken.

▶▶

- Offene Fragen tragen dazu bei, schwierige Probleme anzusprechen und die Meinung der Schülerin zu hören.
- Geschlossene Fragen sind wichtig, um rasch Informationen über Fakten zu bekommen oder um schnell zu Entscheidungen zu kommen.

17. Tipp: Senden Sie Ich-Botschaften

In der Praxisanleitung müssen Anforderungen gestellt und Anweisungen erteilt werden, die die Anzuleitende möglicherweise als Angriff auf das eigene Verhalten empfindet. Oder es muss ein Verhalten angesprochen werden, das problematisch ist. Wie kann das geschehen?

Normalerweise sind wir es gewohnt, sogenannte Du- bzw. Sie-Botschaften zu formulieren (z.B.: *»Ihre Konzentration lässt heute aber zu wünschen übrig!«).* Wenn Sie diesen Satz auf sich wirken lassen, merken Sie, dass sich jemand durch diese Art der Formulierung angegriffen, herabgesetzt oder bewertet fühlen kann. Die Reaktion ist dann häufig Rückzug oder Verteidigung. Menschen können akzeptieren, dass andere eine unterschiedliche Sicht haben. Es fällt aber schwer hinzunehmen, dass die eigene Meinung als »falsch« bezeichnet wird. Häufig werden Du Botschaften in einer Verallgemeinerungsform wie »man«, »wir« oder »alle« formuliert.

Wie können nun aber eigene Wünsche, Bedürfnisse, Meinungen und Ideen, ja Kritik so eingebracht werden, dass keine Abwehr geschehen muss? Dazu eignen sich zweifellos die sogenannten Ich-Botschaften. Mit Ich-Botschaften informieren Sie den Schüler darüber, wie Sie die aktuelle Situation aus Ihrer Sicht sehen. Es geht also um Ihr eigenes Erleben. Bei Ich-Botschaften überwiegt der Selbstdarstellungsaspekt. Die Ich-Botschaften enthalten keine Bewertungen. Mit Ich-Botschaften kann die Kommunikation spannungsfreier gestaltet werden.

Für welche Situationen sind Ich-Botschaften als Rückmeldung besonders geeignet?
- Wenn Sie Ihrem Anzuleitenden sagen wollen, dass seine Leistung und sein Verhalten dem »Soll« entsprechen oder abweichen.
- Wenn sich der Schüler in einer Situation besonders geschickt verhält.
- Wenn der Schüler sich Ihnen gegenüber unangemessen verhält.

Anregungen:
- Bevor Sie eine Ich-Botschaft formulieren, sollten Sie sich fragen: Was geht in mir vor? Was erwarte ich von dem Schüler? Was möchte ich verstärken und fördern?
- Beschreiben Sie das Verhalten des Schülers, das Ihre Ich-Botschaft auslöst, auf eine konkrete und neutrale Weise: z.B.: *»Ich freue mich darüber, dass Ihnen das Gespräch mit Frau X so gut gelungen ist.«*
- Sprechen Sie Ich-Botschaften unmittelbar aus, dann sind sie am wirkungsvollsten.
- Ich-Botschaften bestehen im Allgemeinen aus zwei Teilen:
  - Die Beschreibung des positiven oder negativen Verhaltens.
  - Die Beschreibung der dadurch ausgelösten Gefühle, Empfindungen, Gedanken: z.B.: »Ich freue mich … Ich ärgere mich … Ich mache mir Sorgen … Ich denke gerade an …«

18. Tipp: Hören Sie aktiv zu

Wirkliches Zuhören erfordert die volle Aufmerksamkeit, auch im Anleitungsprozess. Gutes Zuhören heißt: eine gewisse Zeit lang die eigenen Meinungen, Erwartungen, Sorgen und Wünsche zurückzustellen und sich darauf zu konzentrieren, was die andere Person zu sagen hat. Richtiges Zuhören ist eine wesentliche Voraussetzung, um eine gute Beziehung aufzubauen.

Das Zuhörverhalten hat also Einfluss auf den Gesprächsverlauf und damit auch auf die Sach- und Beziehungsebene. Wenn die Schülerin z.B. das Gefühl bekommt, dass ihr nicht zugehört wird (die Anleiterin blickt aus dem Fenster oder auf die Uhr), hat das Bedeutung für die Sach- und Beziehungsebene. Die Information wird nur teilweise oder gar nicht aufgenommen. Es können so leicht Missverständnisse entstehen. Für die Beziehung kann dies heißen, dass ein negatives Gesprächsklima entsteht.

Das **aktive Zuhören** stellt die anspruchsvollste Form des Zuhörens dar. Es beruht auf der Grundeinstellung, die der Schülerin zu verstehen gibt: *»Ich will versuchen, mich in Deine Situation zu versetzen, mich in Deine Gefühls- und Gedankenwelt einzufühlen und sie zu verstehen.«* Wichtig ist es, sich zu verdeutlichen, dass mit dem aktiven Zuhören nicht gleichzeitig vorbehaltlose Zustimmung gemeint ist. Es geht vielmehr darum, den anderen mit und in seinen Vorstellungen, Gedanken, Absichten und Gefühlen zu verstehen und die Fragen und Sachverhalte aus seiner Sicht zu sehen, d.h. einen Perspektivwechsel zu vollziehen.

Für welche Situationen eignet sich das aktive Zuhören besonders?

- Bei problematischen Themen aus der Sicht der Anzuleitenden
- Beim Ansprechen von persönlichen Problemen
- In Gesprächssituationen, in denen der Gesprächsfluss stockt, weil die Schülerin sich nicht mehr aktiv am Gespräch beteiligt

Anregungen:

- Konzentrieren Sie sich darauf, wie Ihre Schülerin die Situation/das Problem versteht.
- Zeigen Sie, dass Sie zuhören und geben Sie Signale des »bestätigendes Zuhörens« (wie z.B. vorgebeugte Haltung als Ausdruck für Interesse, Nicken mit dem Kopf, Blickkontakt, Äußerungen wie *»mmh«, »aha«, »ich verstehe«, »und weiter«)*. Durch diese Signale wird das Gegenüber ermuntert, weiterzusprechen, ohne dass der Redefluss unterbrochen wird.
- Geben Sie den Inhalt eines Gesprächsbeitrages mit eigenen Worten wieder (Paraphrasieren): *»Sie haben gerade gesagt, dass ...«*
- Sprechen Sie die Gefühlslage der Schülerin an (Verbalisieren): *»Es hört sich an, als ob Sie darüber verärgert sind.«*
- Fassen Sie die Hauptaussagen zusammen, um eine weitere Grundlage für die Gesprächsfortsetzung zu schaffen: *»Ich möchte noch einmal zusammenfassen, ...«*
- Vermeiden Sie es, das Gespräch direkt zu lenken. Aktives Zuhören wird auch als »nicht direktive Gesprächsführung« bezeichnet. Formulieren Sie z.B.: *»Wenn ich Sie richtig verstehe, besteht Ihr Gefühl darin, dass ...«*

19. Tipp: Geben Sie Feedback

Feedback bedeutet so viel wie »Rückkoppelung« und wird im Rahmen von Kommunikationsprozessen als Ausdruck für »Rückmeldung geben auf das Verhalten einer anderen Person« verwendet. Im Feedback geht es darum, sich selbst und andere realistischer wahrzunehmen.

Im Anleitungsalltag begegnen wir dieser Methode in Form von Lob und Tadel, Anerkennung und Kritik. Die Praxisanleiterin nimmt Verhaltensweisen und Eigenschaften beim Schüler wahr, die dem Schüler als Feedback-Empfänger vielleicht gar nicht bewusst sind. Ein Feedback gibt die Möglichkeit, die Selbsteinschätzung mit der Fremdeinschätzung zu vergleichen. So kann ein Feedback dazu beitragen, dass Menschen lernen, sich genauer wahrzunehmen und sich dadurch realistischer einzuschätzen. Ein

Feedback bezieht sich auf ein Verhalten und nicht auf den Charakter einer Person. Beim Feedback geht es vorrangig um einen freiwilligen Veränderungsprozess.

Niemand wird gern kritisiert. Deshalb ist es wichtig, kritische Anfragen und Aussagen so zu formulieren, dass sie von der anderen Person angenommen werden können. Das **Sandwich-Verfahren** ist dazu eine gute Methode. Bei diesem Verfahren wird die negative Nachricht zwischen zwei positiven Aussagen verpackt.

Für beide Feedback-Partner empfiehlt es sich, das Gehörte mit eigenen Worten wiederzugeben, um zu überprüfen, ob alles richtig aufgenommen und verstanden wurde. Es kann auch sinnvoll sein, wenn die Beteiligten sich gegenseitig ihre Empfindungen und Gefühle mitteilen.

Anregungen:
Wie ist nun ein Feedback seitens der Anleiterin zu formulieren, damit es für den Schüler möglichst förderlich und akzeptabel ist und eine Hilfe darstellt? Ein Feedback sollte

- konkret und auf ein begrenztes Verhalten bezogen sein,
- in der Ich-Form – klar und präzise – verfasst sein,
- beschreibend, nicht bewertend formuliert sein,
- konstruktiv, nicht aber Fehler aufzählend sein und
- zeitnah auf den entsprechenden Vorgang folgen.

Wer ein Feedback bekommt, sollte auf Folgendes achten:

- Hören Sie bis zum Ende zu, bevor sie antworten.
- Respektieren Sie, was Ihnen gesagt wird und verteidigen Sie sich nicht.
- Bedenken Sie, was Sie aus der Rückmeldung lernen können und wollen.
- Seien Sie für ein Feedback dankbar, denn es gibt Ihnen die Chance zur eigenen Weiterentwicklung.

20. Tipp: Sprechen Sie Ihre Anerkennung und Wertschätzung aus

Jeder Mensch hat das Bedürfnis nach Anerkennung und Wertschätzung. Es ist überaus wichtig, diese in der alltäglichen Anleitungsarbeit auszusprechen. Es ist vermutlich das effizienteste Instrument, über das ein Praxisanleiter verfügt. In der Praxis werden aber Wertschätzung und Anerkennung viel zu wenig ausgesprochen. Gute Leistungen werden oft als selbstverständlich hingenommen. Wer keine Anerkennung bekommt, wird häufig gleichgültig und lässt in seinen Leistungen nach, während Anerkennung motivierend sein kann.

Zehn Regeln als Anregung:

1. Anerkennung und Wertschätzung nicht mit Kritik verbinden.
2. Auch bei Teilerfolgen Wertschätzung aussprechen.
3. Anerkennung möglichst direkt nach der Leistung mitteilen.
4. Standardfloskeln vermeiden.
5. Die konkrete Leistung oder das konkrete Verhalten wertschätzen, nicht die ganze Person.
6. Wertschätzung und Anerkennung gut dosieren.
7. Überzogenes Lob vermeiden.
8. Lob und Anerkennung, die andere Ihnen gegenüber äußern, an die Schülerinnen weitergeben.
9. Lob stets begründen.
10. Gut überlegen, welche Form des Lobes für eine Sache angemessen ist.

21. Tipp: Vermeiden Sie Kommunikationsstörungen

Störungen in der Kommunikation können durch unterschiedliche Faktoren entstehen. Es gibt einige typische Reaktionen und Situationen, durch die ein Gespräch »abgewürgt« werden kann, ohne dass es bewusst geschieht. Häufig sind es Verhaltensweisen, die den Kommunikationsprozess negativ beeinflussen. Sie können sowohl vom Anleiter als auch vom Schüler ausgehen. Wenn der Anleiter z. B. etwas äußert, was den Schüler kränkt, ist die Kommunikation gestört. Sie ist aber auch gestört, wenn der Schüler das Gesagte bewusst missverstehen will.

»Todsünden« der Kommunikation:

- **Von sich selbst reden** – Hier werden vom Gesprächspartner Stichworte des anderen aufgegriffen und mit eigenen Ideen und Erfahrungen versehen. Der Gesprächspartner kann nicht weiter berichten und fühlt sich missverstanden oder nicht wahrgenommen.
- **Ungebetene Ratschläge erteilen** – Es werden Ratschläge erteilt, obwohl das Gegenüber sie nicht hören will. Die Person fühlt sich damit eher bevormundet und bemuttert als verstanden.
- **Bagatellisieren** – Ernsthafte Beschwerden oder Äußerungen werden heruntergespielt. Man will (vielleicht) in der besten Absicht trösten. Tatsächlich werden aber die Gedanken und Gefühle des Gesprächspartners nicht ernst genommen, sondern ignoriert. Verständigung und Verständnis werden damit verhindert.

▶▶

- **Missverstehen** – Häufig kommt es zu Missverständnissen, weil die im Gespräch beteiligten Personen voreingenommen im Blick auf ein Thema oder den Partner sind. Vorgefasste Meinungen verhindern eine effektive Kommunikation, da Informationen, die nicht dem eigenen Verständnis entsprechen, abgeblockt werden.
- **Interesselosigkeit** – Der Gesprächspartner lässt durch entsprechende Bemerkungen, häufiger aber durch Haltung und Gestik erkennen, dass ihn das vom Gegenüber angesprochene Thema nicht interessiert. Damit kann das Gespräch keinen guten Verlauf nehmen.
- **Drohungen** – Diese Verhaltensweise kommt sicherlich so häufig nicht vor. Sie gehört aber zu den größten Kommunikationskillern. Die sprechende Person erklärt dem Gegenüber, dass ihm erhebliche Nachteile entstehen würden, wenn bestimmte Handlungen nicht vorgenommen würden.
- **Zeitmangel** – Für die Praxisanleitung steht wenig Zeit zur Verfügung. Diese Drucksituation bringt es mit sich, dass nicht richtig zugehört werden kann. Somit kommt es zu Missverständnissen.
- **Räumliche Umgebung** – Es steht kein spezieller Raum für Gespräche zur Verfügung. Die Gespräche finden in Räumen statt, in denen sich noch andere Menschen aufhalten. Der Schüler fühlt sich nicht ernst genommen.

5 Der Prozess der Anleitung

22. Tipp: Gestalten Sie den Beziehungsprozess

Für den ersten Eindruck gibt es keine zweite Chance! Der erste Eindruck ist in hohem Maße bestimmend für den weiteren Verlauf der Anleitung. In Sekundenschnelle entscheiden verbale Botschaften und die Körpersprache über die gegenseitige Einschätzung und damit auch weitgehend über die künftige Beziehung. Insofern verdient die erste Begegnung zwischen Praxisanleiterin und Schüler Aufmerksamkeit. Denn eine gute Beziehung ist hilfreich für das Gelingen der Anleitung. Eine wichtige Voraussetzung für eine gelingende Beziehung besteht darin, dass man den anderen akzeptiert und wertschätzt, sowie sich bemüht, den anderen zu verstehen.

Die Kontaktaufnahme, die Begrüßung und das erste Kennenlernen stehen am Anfang einer Beziehung. Gestalten Sie als Anleiterin diesen Beginn möglichst Erfolg versprechend, indem sie sich auf den Schüler einstellen.

Dabei ist auch die Anrede ein wichtiger Aspekt. In vielen Einrichtungen wird die »Du-Form« gewählt. Es wird dabei davon ausgegangen, dass diese Form eine Vertrauensbasis schafft und dazu beiträgt, Probleme besser zu überwinden. Oft zeigt sich aber, dass das »Du« keineswegs zu einer besseren Beziehung führt, sondern man fühlt sich »überfallen« und dies ruft eher eine Distanz, gar das Gefühl des Unwohlseins hervor. Es ist darum wichtig, dass in einem Team eine bewusste Entscheidung im Blick auf die Anrede getroffen wird.

Anregungen:
Für die erste Kontaktaufnahme sind folgende Grundregeln hilfreich:

- Sprechen Sie den Schüler mit Namen an! Mit dem Aussprechen des Namens können Sie Sympathie ausdrücken.
- Nutzen Sie die nonverbale Kommunikation: offene Körperhaltung und Blickkontakt.
- Überlegen Sie, was Sie nach dem »Guten Tag« sagen wollen, um dem Schüler zu signalisieren, dass er Ihnen wichtig ist. Konkret: Was werden Sie fragen?
- Fragen Sie gut, aber hören Sie auch gut zu.
- Beobachten Sie den Schüler, seine Sprache, sein Verhalten, seine Bewegung und tragen Sie seinem Verhalten und seiner Art angemessen Rechnung. Jemand, der einen ängstlichen Eindruck macht, sollte nicht gleich mit *»Hallo, ist das heute nicht ein toller Tag?«* überfallen werden.
- Es ist hilfreich, wo und wenn es Gemeinsamkeiten mit dem Schüler gibt, diese hervorzuheben. *»Ach, Sie sind auf die Goethe-Schule gegangen, da war ich selbst auch Schülerin.«*

23. Tipp: Strukturieren Sie den Prozess der Anleitung

Die praktische Anleitung lässt sich analog zum Pflegeprozess strukturieren und in die Praxis umsetzen. Was ist bei den einzelnen Schritten zu beachten, damit die Schülerin in ihrem Lernprozess unterstützt wird?

(1) Informationssammlung

Am Anleiteprozess sind die Schülerin, der Anleiter und die Patienten/Bewohner beteiligt. Um eine Anleitung zielgerichtet planen zu können, ist zu fragen: Wer braucht von wem welche Informationen?

Bezüglich des Praxisanleiters:

- Ausbildungsjahr und Ausbildungsstand der Schülerin
- Erwartungen und Befürchtungen der Schülerin im Blick auf den Praxiseinsatz
- Persönliche Ziele der Schülerin
- Lerntyp der Schülerin
- Engagement der Schülerin

Bezüglich der Schülerin:

- Arbeitszeiten in der Einrichtung
- Örtliche Gegebenheiten
- Leitbild der Einrichtung
- Pflegequalität in der Einrichtung
- Lernmöglichkeiten und Lernziele am Lernort Praxis
- Allgemeine Informationen zu Patienten bzw. Bewohnern

Der einzelne Patient bzw. Bewohner wird vor der konkreten Anleitungssituation über die Anleitung informiert, mit der Schülerin bekannt gemacht und um Einverständnis gebeten.

(2) Ziele bestimmen und formulieren

Der Praxisanleiter hat verschiedene Arten von Zielen zu verknüpfen.

- Konkrete Ziele für die praktische Ausbildung
  Diese Ziele sind im Altenpflegegesetz § 3 festgelegt. Der praktische Teil der Prüfung bezieht sich auf die Lernbereiche »Aufgaben und Konzepte in der Altenpflege« und »Unterstützung alter Menschen bei der Lebensgestaltung«. Davon werden die Ziele für die konkreten Anleitungen abgeleitet.
- Individuelle Ziele der Schülerin
  Sie ergeben sich aus dem aktuellen Ausbildungsstand, den eigenen Stärken und Schwächen und den bereits vorhandenen Kompetenzen. Im Vorgespräch können diese Ziele abgesprochen und in den Zwischengesprächen weiter bedacht und ergänzt werden.

(3) Inhalte und Methoden festlegen

Die Inhalte der praktischen Ausbildung sind in der Anlage 1 zur Ausbildungs- und Prüfungsverordnung in groben Zügen umschrieben. In Anlehnung an diese Ausführungen ist ein Ausbildungsplan zu entwickeln, der die Grundlage für die praktische Ausbildung bildet. Die Methoden sind der Weg, um Kompetenzen, Fähigkeiten und Fertigkeiten an die Anzuleitenden zu vermitteln. Dabei sind von der Praxisanleiterin solche Methoden auszuwählen, die nicht nur Wissen vermitteln, sondern die die Schülerin dazu anleiten, selbst methodisch zu denken und zu handeln. Wichtig ist, dass die Schülerin bereit ist, sich mit etwas Neuem auseinanderzusetzen und sich mit diesem Neuen vertraut zu machen. Die Motivation ist somit der Antrieb für das Lernen (s. Tipp 4).

Einige methodische Anregungen, die selbstständiges Lernen fördern:

- Pflegesituationen am eigenen Körper erleben und über das Erlebte reflektieren (z. B. sich Essen reichen lassen, sich in einen Rollstuhl setzen).
- Sinneserfahrungen machen und über das Erlebte sprechen (z. B. Gerüche im Zimmer wahrnehmen).

- Neue Situationen kennen lernen und bewältigen (z.B. eine Bewohnerin verweigert die Pflege).
- Lernaufträge oder Projekte bearbeiten (z.B. Informationen zu einer Lernaufgabe selbständig beschaffen zu können).
- Bei der Durchführung von Pflegehandlungen mitwirken

Durch diese unterschiedlichen Zugänge soll die Neugier der Schülerin geweckt werden. Die erfolgreiche Bearbeitung von Situationen kann zu Erfolgserlebnissen führen. Die Rolle der Praxisanleiterin besteht in diesem Prozess dabei nicht mehr nur darin, Wissensvermittlerin sondern auch Lernhelferin zu sein.

(4) Anleitung planen und durchführen

Die konkrete Anleitung soll so durchgeführt werden, dass die Schülerin schrittweise an die eigenständige Wahrnehmung der beruflichen Aufgaben herangeführt wird. Die Anleitung kann als gezielte oder integrierte Anleitung erfolgen.

- Die **gezielte Anleitung** führt die Praxisanleiterin oder deren Stellvertretung an einem vorher festgelegten Termin durch. In einem Vorgespräch werden das Thema und die Lernaufträge festgelegt.
- Bei der **integrierten Anleitung** ist die Anleitung in den Stationsablauf integriert. Die alltäglichen Pflegesituationen enthalten eine Vielzahl von Lernsituationen. Diese können sowohl von der Anleiterin als auch von Teammitgliedern zur Anleitung von Schülerinnen genutzt werden (z.B.: Die Bewohnerinnen einer Station werden von der Mitarbeiterin und der Schülerin gemeinsam versorgt. Die Schülerin bekommt folgende Aufgabe: Bei Frau M. auf die Mimik zu achten und bei der Pflegekraft die Art der Verständigung mit Frau M. zu beobachten. – Zur konkreten Vorgehensweise s. Tipp 25). Die Anleitungen können von der Praxisanleiterin oder von einem beauftragten Teammitglied besprochen und ausgewertet werden.

(5) Anleitung evaluieren

Die Evaluation erfolgt im Nachgespräch. Sie soll feststellen, ob der Anleitungsprozess erfolgreich war. Danach können neue Ziele verabredet werden. Wenn es möglich ist, die Schülerin zu motivieren, die Evaluation selbst durchzuführen, ist das eine optimale Vorgehensweise. Das kann sich positiv auf den Lernprozess und die Entwicklung von Kompetenzen auswirken. Dazu können z.B. folgende Fragestellungen verwendet werden:

- Wie wurde die Situation erlebt?
- Welche Ziele wurden erreicht, welche nicht?
- Was ist gelungen, was muss noch geübt werden?
- Wie können die nächsten Schritte aussehen?

(6) Anleitung dokumentieren

Siehe dazu Tipp 29.

24. Tipp: Formulieren Sie Ziele für die Anleitung

»Wenn man nicht genau weiß, wohin man will, landet man leicht da, wo man gar nicht hin wollte!« (Robert Mager)

Damit einem das »wo man gar nicht hin wollte« nicht passiert, ist es hilfreich, einige Aspekte bei der Zielformulierung zu beachten. Ziele beschreiben den gewünschten Endzustand eines Lernprozesses für den Lernenden. Wenn sie eindeutig und unmissverständlich formuliert sind, können sie eine Richtschnur für alle am Lernprozess Beteiligten sein.

(1) Die Art der Formulierung

Die »SMART«-Formel ist eine gute Beschreibung dafür, wie Ziele zu formulieren sind (s. *Rogall* 2005:248):

S = Spezifisch – Ziele werden so präzise wie möglich beschrieben, sie beziehen sich auf die Schülerin.

M = Messbar – Das Ergebnis ist deutlich zu beschreiben, damit es überprüfbar ist.

A = Akzeptiert – Die Schülerin nimmt sich die Erreichung der Ziele als Selbstverpflichtung vor.

R = Realistisch – Die Ziele erscheinen erreichbar, denn der Aufwand ist abgeschätzt worden.

T = Terminiert – Der Endpunkt der Zielerreichung ist festgelegt.

(2) Einteilung von Zielen

In der Pflege wird in der Regel eine zweifache Unterscheidung von Zielen vorgenommen:

- **Fern- oder Rahmenziele:** Die Rahmenziele beziehen sich auf die gesamte Handlung und formulieren das beabsichtige Endergebnis – z. B.: *»Die Anzuleitende überträgt die Prinzipien der Kinästhetik in einer Woche auf den Pflegealltag.«*
- **Nah- oder Ergebnisziele:** Das angestrebte Endergebnis wird in der Regel nicht auf einmal erreicht, sondern in kleineren Schritten. Diese Teilschritte werden als Nahziele formuliert – z. B.: *»Die Schülerin unterstützt einen Patienten durch spiralige Bewegungen über die Seite, vom Liegen zum Sitzen zu kommen.«*

(3) Zuordnung zu Lerndimensionen

Jedes Ziel kann einer bestimmten Lerndimension zugeordnet werden. Die Formulierung hängt davon ab, welche Inhalte beim Lernen im Vordergrund stehen:

- **Kognitive Ziele:** Diese Ziele beziehen sich auf Wissen, Verstehen, Kenntnisse, Informationen. Sie werden mit Begriffen wie Wissen, Kennen, Begründen und Erklären beschrieben. – *z. B.: »Die Schülerin kennt die fünf Prinzipien der Kinästhetik und kann sie erläutern.«*

- **Affektive Ziele:** Hier geht es um Gefühle, Bedürfnisse, Wahrnehmungen, Einstellungen und Werthaltungen. Diese Ziele werden mit Begriffen wie Empfinden, Sich einfühlen, Standpunkt beziehen umschrieben. – *z. B.: »Die Schülerin erfasst Bedürfnisse und Ressourcen beim Patienten/Bewohner.«*
- **Kommunikative Ziele:** Diese Ziele beziehen sich auf Kontakt, Gespräch, Verhalten. Sie werden mit den Begriffen wie Kontakt aufnehmen, Miteinander sprechen, Reagieren, Austauschen umschrieben. – *z. B.: » Die Schülerin führt mit der Patientin ein Small Talk- Gespräch.«*
- **Psychomotorische Ziele:** Hier geht es um praktisches Tun und Handeln. Diese Ziele werden mit den Begriffen wie Üben, Bewegen, Gliedern umschrieben. – *z. B.: »Die Schülerin setzt Hilfsmittel situationsgerecht ein und wendet sie sicher an.«*

25. Tipp: Praktizieren Sie konkrete Methoden der Anleitung

In der Ausbildungs- und Prüfungsverordnung (Anlage 1 zu § 1 (1), B. Praktische Ausbildung in der Altenpflege) werden das Kennenlernen, das Mitarbeiten, das Übernehmen von Teilaufgaben und die selbstständige Durchführung der Pflege alter Menschen als Aufgaben der praktischen Ausbildung gesehen. Dabei wird unterschieden zwischen »unter Anleitung« und »unter Aufsicht«:

(1) **Kennenlernen** der Praxisfelder unter Berücksichtigung institutioneller und rechtlicher Rahmenbedingungen und fachlicher Konzepte.

(2) **Mitarbeiten** bei der umfassenden und geplanten Pflege alter Menschen einschließlich der Beratung, Begleitung und Betreuung und **Mitwirken** bei ärztlicher Diagnostik und Therapie **unter Anleitung**.

(3) **Übernehmen selbstständiger Teilaufgaben** entsprechend dem Ausbildungsstand in der umfassenden und geplanten Pflege alter Menschen einschließlich Beratung, Begleitung und Betreuung und **Mitwirken** bei ärztlicher Diagnostik und Therapie **unter Aufsicht**.

(4) **Übernehmen selbstständiger Projektaufgaben**, z. B. bei der Tagesgestaltung oder bei der Gestaltung der häuslichen Pflegesituation.

(5) **Selbstständiges Planen, Durchführen und Reflektieren** der Pflege alter Menschen einschließlich Beratung, Begleitung und Betreuung und **Mitwirken** bei der ärztlichen Diagnostik und Therapie **unter Aufsicht**.

Für die Durchführung der Anleitung gibt es eine Vielzahl von Methoden. Je nach Vorkenntnissen der Schülerin, je nach Thema und zeitlichem Rahmen wird die entsprechende Methode festgelegt. Jede Methode schließt ein, dass ein Vor- und Nachgespräch geführt werden.

Die Vier-Stufen-Methode

Diese Methode wird am häufigsten angewendet. Mit den vier Stufen oder Phasen wird die Schülerin über die Mitarbeit und die Mitwirkung zum selbstständigen Handeln geführt. Diese Methode ist auch übertragbar auf die integrierte Anleitung im Pflegealltag (vgl. *Völkel* 2005:107 ff.):

1. Phase: Vorbereitung der Lernenden

Bei diesem Punkt geht es um folgende Aspekte:

- Lernsituation benennen
- Vorkenntnisse feststellen
- Ziele der Schülerin besprechen
- Ziele für die Lernsituation festlegen
- Interesse wecken
- Erforderliches Arbeitsmaterial bereitstellen

Die Anleiterin lenkt im Vorgespräch die Aufmerksamkeit auf die gezielte Anleitung. Dazu gehört neben den o.g. Punkten auch die Vorbereitung der Schülerin auf den alten Menschen und die Pflegesituation.

2. Phase: Die Arbeitsaufgabe vormachen

Diese Methode eignet sich besonders für die Anfangsphase der Ausbildung. Es wird durch die Anleiterin eine Pflegehandlung vorgemacht und die Schülerin beobachtet sie dabei. Dazu ist es sinnvoll, dass die Schülerin einen konkreten Beobachtungsauftrag bekommt. Dies ermöglicht es ihr, die Vielfalt der Eindrücke zu strukturieren. Im Nachgespräch werden Auftrag und weitere Eindrücke besprochen. Für diesen methodischen Weg eignen sich komplexe Tätigkeiten, die auf diese Weise schrittweise erarbeitet werden können.

Es gibt drei Arten für eine aufeinander aufbauende und vormachende Anleitung:

- **Vormachen und erklären, »was« geschieht und den Überblick geben**
  Wenn die Handlungen am alten Menschen vorgemacht werden, dann können – je nach Situation – die Erklärungen und Begründungen vor oder nach dem Vormachen erfolgen. Nach einer solchen Anleitung können sich Übungssituationen anschließen (Übungen zur Selbsterfahrung oder Erproben am Modell).
- **Vormachen, genau erklären und begründen, »was – wie – warum?«**
  Es wird schrittweise vorgegangen und erklärt. Hier kann es sinnvoll sein, dass die Schülerin einen Auftrag zur gezielten Beobachtung bekommt.
- **Zügig vormachen und dabei Lernabschnitte und Arbeitsablauf hervorheben**
  Diese Form führt dazu, die Schülerin möglichst bald aktiv mitwirken zu lassen (z.B. durch Aufforderungen, den nächsten Schritt zu benennen, Handreichungen zu übernehmen oder das Handeln zu reflektieren und zu evaluieren).

3. Phase: Die Arbeitsaufgabe nachmachen lassen

In einer aufeinander aufbauenden Anleitung unter Mitarbeit der Schülerin gibt es ebenfalls drei verschiedene Formen. Die Ausführungen erfolgen durch die Schülerin:

- Die Schülerin führt unter unmittelbarer Aufsicht je nach Erfordernis die Handlung ein- oder mehrmals durch.
- Die Schülerin führt die Handlung aus, beschreibt und begründet sie: »Was – Wie – Warum?«
- Die Schülerin führt die Handlung zügiger aus und beschreibt den Arbeitsablauf. Wenn die Arbeitsaufgabe bewältigt wird, kann selbstständig unter Aufsicht geübt werden. Bei zunehmender Sicherheit handelt die Schülerin unter Aufsicht selbstständig.

Beim Nachmachen ist es sinnvoll, dass die Schülerin zunächst die geplanten Arbeitsschritte erläutert. Fehler und Unsicherheiten können so im Vorfeld erkannt werden. Beschreibt die Schülerin die Maßnahme korrekt, so kann die Anleiterin durch die Bestätigung Sicherheit vermitteln. Bei der Ausführung ist die Praxisanleiterin anwesend. Sie bestimmt aber nicht den Arbeitsablauf. Erst, wenn sich deutliche Fehler oder gefährliche Situationen ergeben, greift sie ein.

4. Phase: Die Anleitung abschließen

- Die Schülerin übt selbständig unter Aufsicht.
- Es werden Pflegekräfte benannt, die bei Unsicherheit Unterstützung geben können.
- Anfangs wird häufiger kontrolliert, eventuell korrigiert und das richtige Handeln unterstützt.
- Bei richtig durchgeführter Handlung sollte Anerkennung ausgesprochen werden. Dies wirkt unterstützend.

Üben bedeutet eine zeitweilig überprüfte und unterstützte Alleinarbeit. Um Sicherheit zu gewinnen, muss der Schülerin ständig die Möglichkeit des Nachfragens gegeben werden. In dieser Phase sollte die Praxisanleiterin – durch Feedback – aufzeigen, welche Lernfortschritte die Schülerin erzielt hat. Kriterien können dafür sein: Fehlerfreiheit, Geschicklichkeit, Tempo oder Grad der Automatisierung. Dieser zeigt sich darin, dass die Schülerin weitere Aspekte (z. B. auf Äußerungen der Patientin reagiert) einbezieht. Dabei sollte versucht werden, die erlernte Tätigkeit in den größeren Kontext des Pflegeprozesses zu stellen.

26. Tipp: Formulieren Sie Lernaufgaben

Durch Lernaufgaben werden einzelne Lernsituationen bearbeitet, um Kompetenzen zu vermitteln sowie theoretisches Wissen und praktisches Tun miteinander zu verknüp-

fen. Die Lernsituation mitsamt ihren Lernaufgaben können von der Praxisanleiterin und der Praxisbegleitung der Schule gemeinsam beschrieben und formuliert werden. Unter Anleitung findet die Durchführung und anschließende Reflexion statt.
Für die Formulierung von Lernaufgaben ist es wichtig zu wissen, dass Menschen in der Art und Weise, wie sie lernen, ganz unterschiedlich sind. Das hängt einerseits von bisherigen (Vor-)Erfahrungen ab und ist andererseits durch die persönliche Begabung bedingt. In der lerntheoretischen Diskussion werden in der Regel folgende »Lerntypen« unterschieden:

- **Der visuelle Lerntyp:** Schüler dieses Typs lernen vorrangig durch Sehen und Beobachten – eben durch Anschauung. Sie müssen sich von den Inhalten ein »Bild machen können«, um sicher zu lernen und das Gelernte zu behalten. Für die Anleitung bedeutet dies, dass die Lerneffektivität wächst, wenn Anschauungsmaterial in Form von Bildern, Beispielen und Modellen verwendet wird.
- **Der operative oder handelnde Lerntyp:** Dies sind Schüler, die vor allem über das aktive Handeln und Tun lernen. Um lernen und behalten zu können, bieten sich Übungssituationen mit Erläuterungen an. Die Auszubildenden müssen am besten alles gleich selbst durchführen: Learning by doing!
- **Der verbale oder kognitive Lerntyp:** Hierbei handelt es sich um Schüler, die etwas dann besonders gut aufnehmen, wenn ihnen der Lernstoff mittels Begriffen und gesprochener Sprache – auf abstrakte Weise – vermittelt wird.

Nun finden sich in der Realität kaum Menschen, die einen Lerntyp in reiner Form verkörpern. Vielmehr liegt eine »Mischung« vor. Darum ist es ratsam, alle Aspekte der drei Lerntypen im Auge zu behalten und jeweils auch die verschiedenen »Lernkanäle« einzubeziehen.

Die Lernaufgaben werden im Blick auf eine umfassende Pflegesituation formuliert. Dabei wird auch der zeitliche Ablauf festgelegt. Die Aufgaben können mündlich oder schriftlich mit Hilfe von Arbeitsblättern oder Texten erteilt werden.
Wenn die Praxisanleiterin nicht selbst die Durchführung begleiten kann, so beauftragt sie eine Pflegefachkraft, die die Ausführung beobachtet und abschließend die Beurteilung übernehmen kann.

Anregungen:

- Formulieren Sie Aufgaben bzw. Aufträge gut »portioniert«: Eine klare Gliederung, kurze Sätze, gebräuchliche Worte, anregende Formulierungen sind hilfreich.

▶▶

- Um den unterschiedlichen Lernwegen gerecht zu werden, ist auf die Einbeziehung der »Lernkanäle« zu achten, damit die Anschauung (Bilder, Visualisierungen), das handelnde Aufnehmen (praktisches Tun) und die Abstraktion (Begriffe, Wörter) jeweils zu ihrem Recht kommen.

27. Tipp: Führen Sie ein Vorgespräch

Vor der gezielten Anleitung werden in einem Vorgespräch die Ziele, das Thema der Anleitung und die Lernaufträge besprochen. Außerdem wird der Termin vereinbart. Um in Ruhe eine gezielte Anleitung vornehmen zu können, wird bei der Planung die personelle Situation der Station berücksichtigt. Außerdem ist die aktuelle Pflegesituation des alten Menschen zu bedenken. Hilfreiche Aspekte für ein solches Gespräch sind:

- Lernsituation benennen und beschreiben
- Informationen über den Patienten geben
- Ziele im Blick auf die Situation festlegen
- Ziele der Schülerin erfragen, besprechen und integrieren
- Vorkenntnisse zur Lernsituation bei der Schülerin feststellen
- Mögliche Ängste der Schülerin besprechen
- Lern- bzw. Beobachtungsaufträge erteilen
- Festlegen, wo sich die Schülerin bei der Anleitung im Raum aufhält
- Materialien zur Information besprechen

Hindernde Faktoren bei der Durchführung des Vorgesprächs können sein:

- Mangelnde Vorbereitung und Beteiligung der Schülerin
- Ungenügende Gesprächs- und Fachkompetenz der Anleiterin
- Ungeeignete Rahmenbedingungen (z.B. Zeitdruck, fehlendes Material)
- Gestörtes Verhältnis zwischen Schüler und Anleiter (z.B. Unterforderung, fehlende Motivation).

28. Tipp: Sichern Sie die Ergebnisse im Nachgespräch

Nach jeder Anleitung findet ein Nachgespräch statt. Bei diesem Gespräch geht es um die Auswertung und Reflexion der aktuellen gezielten Anleitung mit dem Schüler. Das Auswertungsgespräch kann sich beziehen auf:

- das Erleben der Lernsituation,
- die Situation des alten und pflegebedürftigen Menschen,

- die Lernfortschritte aus der Sicht des Schülers,
- die Lernfortschritte aus der Sicht der Praxisanleiterin sowie
- die Stärken und Schwächen im Blick auf Kompetenzen, Fähigkeiten und Fertigkeiten.

Folgende Leitfragen können dazu ein Anstoß sein:
- Wie wurde die Anleitungssituation erlebt?
- Wurde das Ziel erreicht? Wenn nein, woran hat dies gelegen?
- Was ist in der Anleitung gelungen, wo muss noch geübt werden?
- Welche offenen Fragen sind noch zu klären?
- Wie können bzw. sollen die nächsten Schritte aussehen?

Das Ergebnis des Gesprächs wird in einem Protokoll festgehalten.

Anregungen:
- Lassen Sie bei den einzelnen Fragen zunächst den Schüler eine Einschätzung geben und äußern Sie sich anschließend. Dieses Vorgehen bedarf sicherlich der Übung.
- Sprechen Sie auch über möglicherweise vorhandene Unterschiede in der Einschätzung.

29. Tipp: Dokumentieren Sie die Anleitung

Die AltPflAPrV § 2 (4) schreibt vor, dass die ausbildende Einrichtung »*über den bei ihr durchgeführten Ausbildungsabschnitt eine Bescheinigung (erstellt). Diese muss Angaben enthalten über die Dauer der Ausbildung, die Ausbildungsbereiche, die vermittelten Kenntnisse, Fähigkeiten und Fertigkeiten und über Fehlzeiten der Schülerin und des Schülers.*« In welcher Form die einzelnen Bereiche der Anleitung zu dokumentieren sind, ist nicht vorgegeben.

Es ist sinnvoll – in Absprache mit der Schule –, entsprechende Formulare und Checklisten für die im Folgenden aufgeführten Bereiche zu entwickeln:
- Protokolle für Vor-, Zwischen- und Abschlussgespräch
- Protokolle für die Vorbereitung der Anleitung durch die Schülerin
- Protokolle über die gezielten Anleitungen
- Protokolle für Nachweise der vermittelten Fähigkeiten, Fertigkeiten und Kompetenzen
- Beurteilungsbögen
- Ausbildungsnachweise, d. h. die Bestätigung der praktischen Ausbildung durch die Praxisanleiterin

In der Fachliteratur gibt es dazu geeignete Vorschläge. Die Dokumentationen der praktischen Ausbildung sollten die Schülerinnen in einer Praxismappe oder in einem Praxishandbuch sammeln (s. Tipp 5).

6 Die Durchführung von Gesprächen

30. Tipp: Bereiten Sie Sachgespräche adäquat vor

Ein Sachgespräch wird dadurch definiert, dass Sachfragen geklärt, Informationen gegeben sowie Meinungen ausgetauscht werden. In der Anleitung lassen sich drei Arten von Gesprächen unterscheiden: Erst-, Zwischen- und Abschlussgespräch. Auch wenn es bei diesen Gesprächen um sachlich-inhaltliche Fragen geht, kommt immer die Beziehungsebene mit ins Spiel.

(1) Auf die Schülerin einstimmen

Benutzen Sie aus diesem Grund bei der Vorbereitung von Gesprächen das Kommunikationsquadrat (s. Tipp 12) als Instrument zur eigenen Klärung:

- **Sachebene:** Wie sehe ich das Thema der Anleitung? Wie wird es die Schülerin sehen? Welche Punkte sind auf jeden Fall anzusprechen?
- **Appellebene:** Was ist mein Hauptziel? Welches sind meine Nebenziele? Was erwartet vermutlich die Anzuleitende?
- **Beziehungsebene:** Wie stehen wir zueinander? Freundlich, kritisch, vertrauensvoll, gereizt ...
- **Selbstoffenbarungsebene:** Welche Gedanken und Gefühle habe ich in Bezug auf das Thema und die Gesprächspartnerin? Wie mag es ihr bei diesem Gespräch ergehen?

(2) Gesprächsziele festlegen

Diese Überlegungen führen zur Festlegung der Gesprächsziele. Die Beantwortung der folgenden Fragen kann dabei weiterhelfen:

- Warum führe ich das Gespräch?
- Was sind meine Hauptziele, welches sind meine Nebenziele?
- Welches sind die Inhalte, die Fragen und möglicherweise Probleme, die unbedingt angesprochen werden müssen?

Es ist wichtig, dass die Informationen adressatengerecht aufbereitet werden. Dazu gehört es auch, die Sprachebene und den Lerntyp der Schülerin zu beachten und die Informationen angemessen zu »dosieren«.

(3) Günstige Rahmenbedingungen schaffen: Leitfragen

- Wer nimmt am Gespräch teil?

- Wo findet das Gespräch statt? Gibt es dort Störfaktoren, die möglicherweise auszuschließen sind? (Telefon, schlechte Beleuchtung, zu hohe oder zu niedrige Temperatur, Lärm durch Handwerkerarbeiten, andere Unterbrechungen ...)
- Wie ist die Sitzordnung? (Am besten ist ein runder Tisch. Wenn dies nicht realisierbar ist, besteht ein guter Ersatz in der »Übereck-Sitzordnung«).
- Wann findet das Gespräch statt? Ratsam ist eine Zeit am Vormittag, nach Möglichkeit nicht nach dem Mittagessen, weil viele Menschen dann eher müde sind. Es gilt auch, die psychische Verfassung der Schülerin zu beachten.
- Welche Hilfsmittel werden benötigt? (Gesprächsunterlagen, visuelle Hilfsmittel)
- Termin festlegen und dabei das Thema ankündigen.

Eine gute Vorbereitung bringt der Anleiterin im Sinne einer professionellen Gesprächsführung eine Reihe von Vorteilen:
- Sie trägt zur Sicherheit bei, sodass sie sich als Anleiterin der Situation gewachsen fühlt.
- Sie bringt einen »roten Faden« für das Gespräch, sodass es sinnvoll strukturiert ist und auf das Ziel ausgerichtet geführt wird.
- Es werden alle erforderlichen Aspekte und Dimensionen im Gespräch behandelt.
- Die Gespräche werden in konkretem Bezug auf die Schülerin geführt.
- Die Schülerin wird angemessen am Gespräch beteiligt.

31. Tipp: Entwickeln Sie einen individuellen Gesprächsleitfaden

Ein Gesprächsleitfaden ist etwas sehr Individuelles. Deshalb können dazu nur Empfehlungen gegeben werden, wie Sie selbst zu einem solchen Leitfaden kommen können (vgl. *Saul* 1995: 99ff.). Einen Gesprächsleitfaden zu erarbeiten lohnt sich insbesondere für das Erst-, Zwischen- und Abschlussgespräch. Damit wird der Zeitaufwand für die Vorbereitung verkürzt.
Was soll mit einem individuellen Gesprächsleitfaden erreicht werden? Es geht darum,
- das Gespräch und die Inhalte gut zu strukturieren;
- eine situationsgerechte Gesprächsführung zu ermöglichen;
- zu helfen, dass das Gesprächsziel im Auge behalten wird und
- sich davor zu schützen, dass Wesentliches vergessen wird.

Ein Gesprächsplan kann schriftlich oder in Gedanken formuliert werden. Zu empfehlen ist ein schriftlicher Plan, auf den Sie im Notfall auch zurückgreifen können. Er sollte allerdings so kurz gefasst sein wie möglich. Ein schriftlicher Leitfaden signalisiert den Anzuleitenden, dass Sie sich auf das Gespräch vorbereitet haben. Deshalb muss er nicht verborgen werden. Ein Gesprächsplan kann sich aber auch negativ auswirken, wenn Sie sich nämlich sklavisch daran halten, auch wenn die Situation Flexibilität erfordert.

Was ist zu bedenken, wenn man einem **Gesprächsleitfaden** erstellt? Am Beispiel des **Erstgesprächs** sei dies verdeutlicht:

(1) Sammeln Sie zunächst die wesentlichen Gesprächsinhalte in Form von Aufgaben
   - z. B. Lernangebot vorstellen, Ziele formulieren, Kontakt aufnehmen, Einrichtung vorstellen.

(2) Bringen Sie diese Aufgaben anschließend in eine sinnvolle Reihenfolge.
   - Berücksichtigen Sie dabei auch die Orientierung an den Auszubildenden.
   - Das Ergebnis der Reihung der zuvor gesammelten Aufgabenstellungen könnte folgendermaßen aussehen: Kontakt aufnehmen – Einrichtung vorstellen – Ziele formulieren – Lernangebot vorstellen.

(3) Ordnen Sie jetzt den einzelnen Aufgabenstellungen zu:
   - Informationen, die Sie der Anzuleitenden zu den einzelnen Aufgaben geben wollen (z. B. zur Aufgabe »Kontakt aufnehmen«: zur eigenen Vorstellung: Name, seit wann in der Einrichtung tätig, Erfahrung im Beruf ...)
   - Informationen, nach denen Sie die Schülerin fragen wollen (z. B. zur Aufgabe »Kontakt aufnehmen«: Motivation zur Berufswahl ...)
   - Gesichtspunkte/Themen, die Sie mit der Anzuleitenden klären wollen (z. B. Frage der Anrede).

(4) Nun fassen Sie die einzelnen Ergebnisse zu den Aufgaben so zusammen, dass Ihr individueller Gesprächsleitfaden für ein Erst- (s. Tipp 36), Zwischen- (s. Tipp 37) und Abschlussgespräch (s. Tipp 38) entsteht. Achten Sie darauf, dass der Leitfaden nicht zu umfangreich wird. Experimentieren Sie, bis Sie eine Form gefunden haben, die Ihren individuellen Ansprüchen entspricht.

32. Tipp: Gestalten Sie die Gesprächseröffnung

In der Eröffnungsphase des Gesprächs (z. B. des Erstgesprächs) stellen Sie den Kontakt zur Anzuleitenden und den Kontakt zwischen dem Gesprächsanlass und der Schülerin her. Es ist wichtig, in allen Gesprächssituationen zunächst den persönlichen Gesprächskontakt herzustellen. Das trägt zur Verhaltenssicherheit bei. Erst danach wird die Verbindung zum Thema geknüpft. Der persönliche Kontakt bildet eine wichtige Grundlage für einen gelingenden Gesprächsverlauf und für ein gutes Gesprächsklima.

Gespräche können eher formell (wenig Elemente des persönlichen Kontaktes) oder eher informell (mehr Elemente des persönlichen Kontaktes) eröffnet werden. Für welche Form man sich entscheidet, hängt von der gesamten Anleitungssituation ab. Folgende Faktoren haben Einfluss auf die Gesprächssituation:

- Person und das Verhalten des Schülers
- Bisherige Erfahrungen mit ihm
- Thema der Anleitung

- Eigene Befindlichkeit und Stimmung
- Raum
- Aktuelle Situation in der beruflichen Tätigkeit insgesamt.

Anregungen für den persönlichen Gesprächskontakt:

- Beginnen Sie stets mit positiven Aspekten des Themas, auch wenn im weiteren Gesprächsverlauf für die Anzuleitende Dinge anzusprechen sind, die (höchst) unangenehm sind.
- Halten Sie Blickkontakt.
- Sprechen Sie den Schüler mit Namen an.
- Planen Sie genügend Zeit für das Gespräch ein.
- Lassen Sie den Schüler spüren, dass Sie ihn ernst nehmen.
- Bringen Sie sich als Individuum in das Gespräch ein (z. B. eigene Gefühle nennen, zugeben, dass Sie sich geirrt haben).

Sie können den persönlichen Kontakt mit einem oder mehreren Sätzen oder auch durch nichtsprachliche Signale (z. B. Anlächeln, Hände schütteln) herstellen. Die Initiative kann dabei nur von Ihnen ausgehen. Die Anzuleitende hat in der Regel nur die Möglichkeit, auf Ihr Angebot zu reagieren.

Anregungen für den sachlichen Gesprächskontakt:

- Informieren Sie den Schüler über den Gesprächsanlass.
- Führen Sie das Thema direkt und auf den zentralen Punkt bzw. die zentralen Fragen gerichtet ein.
- Nennen Sie das gemeinsame Ziel.
- Erklären Sie, welche Bedeutung das Thema für die Ausbildung und für die Anzuleitende selbst hat.

Je nach Situation kann die Aufmerksamkeit durch einen Satz oder durch eine etwas längere Information auf das Thema gelenkt werden. Es ist in der Regel sinnvoll, die Gesprächseröffnung kurz zu halten. Das bedeutet konkret, dass Sie nur wenige persönliche Worte wechseln und dann auf das Gesprächsthema eingehen. Längere Ausführungen erweisen sich als problematisch: Es könnte nämlich der Eindruck entstehen, dass Sie um den »heißen Brei« herumreden. Oder: Negative Mitteilungen könnten nach einer längeren freundlichen Gesprächseröffnung als »kalte Dusche« erlebt werden.

33. Tipp: Denken Sie an die persönliche Vorstellung

Zur Kontaktaufnahme gehört auch die persönliche Vorstellung (z.B. im Erstgespräch). In diesem Zusammenhang sollten Sie für sich, wenn Sie nicht alles dem Zufall und dem Augenblick überlassen wollen, folgende Fragen klären:

- Was will ich dem Schüler von mir selbst mitteilen?
- Was ist im Kontext der Praxisanleitung wichtig?
- Was möchte ich Persönliches vom Schüler wissen?

In einer persönlichen Vorstellung können im Einzelnen folgende Punkte angesprochen werden:

- Die aktuelle Berufssituation
  - Name, Einrichtung, Station, seit wann in dieser Einrichtung tätig
- Die beruflichen Erfahrungen und die eigene Weiterbildung. Hierzu gehören:
  - Berufsdauer einschließlich der Ausbildung
  - bisherige Erfahrungen in der beruflichen Praxis
  - Wahrnehmung von Fort- bzw. Weiterbildungsangeboten (Thema und Zeitpunkt)
- Persönliches
  - Was will ich Persönliches von mir mitteilen?

Was in der persönlichen Vorstellung kommuniziert wird, hat Bedeutung für die weitere Zusammenarbeit. Je nach dem, worauf der Akzent gelegt wird, wird die berufliche Einstellung der Praxisanleiterin deutlich. Hebt sie hervor, dass sie regelmäßig an Fort- und Weiterbildungen teilnimmt, unterstreicht sie ihre Fachlichkeit. Dadurch wird auch deutlich, dass sie sich in ihrer beruflichen Kompetenz weiterentwickelt. Damit kann sie zum Vorbild für den Schüler werden. Was im Bereich »Persönliches« mitgeteilt wird, ist für die weitere Beziehung zwischen der Praxisanleiterin und dem Schüler wichtig. Dadurch wird ein Baustein dazu geliefert, ob die beiderseitige Beziehung eher durch Nähe oder eher durch Distanz bestimmt sein wird.

Anregungen:

- Reflektieren Sie die einzelnen Bereiche und entscheiden Sie, was Sie generell von sich mitteilen wollen. Machen Sie sich dazu Notizen, so müssen Sie sich nicht bei jedem Erstgespräch mit einem neuen Schüler erneut überlegen, wie Sie sich vorstellen wollen.
- Da jede Vorstellung auch vom Gegenüber abhängt, werden Sie aktuell aus Ihrem »Informationspool« auswählen müssen. Der entscheidende Gesichtspunkt für diese Auswahl lautet: »Verhalten Sie sich authentisch (ihrem Wesen gemäß) und situationsgerecht.«

34. Tipp: Gestalten Sie das Gesprächsende

Den Abschluss eines Gesprächs bildet in der Regel eine Zusammenfassung. Es werden noch einmal wichtige Punkte benannt, und es wird das Ergebnis des Gesprächs festgehalten. Dem Abschluss kommt insofern eine wichtige Bedeutung zu, als er öfter Ausgangspunkt für weitere Gespräche ist. Da sich das Gespräch und das Gesprächsklima auf die nachfolgenden Gespräche auswirken, sollte der Gesprächsabschluss in einer angenehmen und positiven Atmosphäre stattfinden. Das, was am Ende gesagt wird, bleibt zumeist besonders gut im Gedächtnis haften.

Manchmal ist es unmöglich, das Gespräch auf positive Weise zu beenden. In einem solchen Fall helfen auch noch so gute Gesprächstechniken wenig. Es kann sein, dass Sie dann eine Anordnung oder Entscheidung treffen müssen, die möglicherweise zu einer Störung in Ihrer Beziehung zum Anzuleitenden führt. Auch das gehört zum Alltag einer Praxisanleiterin.

Anregungen:
- Besprechen Sie unangenehme Fragen und Probleme nicht erst am Ende eines Gesprächs.
- Fassen Sie das Ergebnis des Gesprächs in wenigen Sätzen zusammen.
- Lassen Sie Ihre Zufriedenheit über das Ergebnis eines Gesprächs (deutlich) erkennen.
- Zeigen Sie die positiven Aspekte im Gesprächsergebnis auf.
- Beenden Sie das Gespräch mit einem Ausblick, einer Bitte und einem konkreten Dank.

35. Tipp: Werten Sie Gespräche aus

Die Gesprächsauswertung dient dazu, den Verlauf eines Gesprächs zu reflektieren. Sie besteht aus den beiden Teilen der persönlichen und sachlichen Analyse.

(1) Persönliche Analyse
Diese beschäftigt sich mit dem Verhalten und den Bedürfnissen der Schülerin sowie dem Gesprächsklima während des Gesprächs. Dabei werden die folgenden Fragen bedacht:
- Habe ich das Gesprächsziel erreicht?
- Wie habe ich mich als Anleiterin im Gespräch verhalten? Habe ich der Schülerin Anerkennung und Wertschätzung entgegengebracht? Habe ich ihre Bedürfnisse beachtet?

- Wo habe ich mich unangemessen verhalten (z. B. die Schülerin nicht ausreden lassen)?
- Wie war das Gesprächsklima?
- Welches »Bild« hat die Schülerin von mir?
- Welchen Eindruck habe ich von der Schülerin?
- Was muss ich bei weiteren Gesprächen mit der Schülerin beachten?

Die Ergebnisse der Reflexion geben wichtige Informationen und Hinweise für die nächsten Gespräche (z. B. kann ein eigenes Fehlverhalten erkannt und bei weiteren Gesprächen vermieden werden). Die Reflexion ist hilfreich für die Vorbereitung künftiger Gespräche.

(2) Sachliche Analyse
Bei dieser Analyse geht es um alle organisatorischen Maßnahmen, die sich aus dem Gespräch ergeben haben. Dazu gehören:
- Auswertung der Gesprächsnotizen (Diese können die Basis für weitere Gespräche sein)
- Folgehandlungen: Telefonate (z. B. die Pflegedienstleitung informieren)
- Veranlassung von Maßnahmen (z. B. einer Pflegefachkraft eine Aufgabe im Blick auf die Anleitung übertragen)

Anregungen:
- Planen Sie für die Gesprächsauswertung eine angemessene Zeit ein.
- Führen Sie diese unmittelbar im Anschluss an das Gespräch durch. Sie sind dann gefühlsmäßig noch nahe an der Gesprächssituation.
- Halten Sie das Ergebnis schriftlich fest. Es ist die »halbe« Vorbereitung für das nächste Gespräch. Schriftliche Auswertungen bedeuten zusätzlich eine Entlastung des Gedächtnisses.

36. Tipp: Planen Sie das Erstgespräch

Im Erstgespräch geht es um das gegenseitige Kennenlernen und um die Planung des Einsatzes während der praktischen Ausbildungsphase. Wie bereits die Bezeichnung deutlich macht, wird in diesem Gespräch der erste intensivere Kontakt zwischen Praxisanleiter und Schüler hergestellt. Dabei wird auch die Basis für eine pädagogische Beziehung gelegt.

Es ist wichtig zu beachten, dass es dabei nicht um eine freundschaftliche Beziehung geht, sondern um eine Arbeitsbeziehung. Diese ist dadurch gekennzeichnet, dass einerseits die Betonung der Lern- und Arbeitsleistung und andererseits die persönliche und kollegiale Verbundenheit in Balance zu halten sind. Gleichzeitig soll eine vertrauensvolle Beziehung aufgebaut werden. Sicherlich ist das ein etwas längerer Prozess, aber die Voraussetzungen werden bereits im Erstgespräch gelegt.

Neben der Kontaktaufnahme und dem Kennenlernen sind folgende Inhalte für dieses Erstgespräch bestimmend:

- Klärung des Ausbildungstandes
- Mitteilung von Sicherheit und Unsicherheit im Blick auf die Ausbildung
- Lernwünsche der Schülerin
- Vorstellung der Pflegeeinrichtung mit ihren Besonderheiten
- Vorstellung des praktischen Ausbildungsangebotes
- Formulierung von Zielen

Der zeitliche Rahmen für ein solches Gespräch lässt sich nicht pauschal festlegen. Er hängt u.a. von der Persönlichkeit des Schülers und vom Ausbildungsstand ab. Grundsätzlich ist darauf zu achten, dass das Gespräch nicht zu lange dauert. Nach einer gewissen Zeit tritt in der Regel eine Ermüdung ein und die Aufnahmebereitschaft lässt nach.

Das Gespräch sollte auf jeden Fall in einem störungsfreien Raum stattfinden (ohne Telefon, kein Durchgangszimmer ...). Im Vorfeld ist zu überlegen, wer an dem Gespräch teilnimmt. Sinnvoll ist es, diejenigen am Gespräch zu beteiligen, die vorwiegend an der Anleitung beteiligt sind. Die Gruppe sollte allerdings nicht zu groß sein.

- Die Ergebnisse des Gesprächs werden in einem Protokoll festgehalten. Es empfiehlt sich, dem Schüler eine Kopie davon zu geben. Damit kann er die Planung und die eigenen Lernfortschritte selbst anhand der gesetzten Ziele überprüfen.
- Zum Abschluss des Gesprächs werden Anleitungstermine und der Termin für ein Zwischengespräch festgelegt.

Anregungen:

- Entwickeln Sie Ihren individuellen **Gesprächsleitfaden** (s. Tipp 31) für das Erstgespräch (in einem Ordner abgeheftet oder als Vorlage im Computer gespeichert). Legen Sie darin fest, welche Inhalte auf jeden Fall im Erstgespräch vorkommen müssen und welche Inhalte zu einem späteren Zeitpunkt behandelt werden können. Eine gute Vorbereitung am Anfang erleichtert die Vorbereitung für das nächste Gespräch.
- Entwickeln Sie ein Formular für das **Protokoll** eines Erstgesprächs. Folgende Aspekte sind dabei wichtig:
  - Situation des Schülers: Sicherheit/Unsicherheit/individuelle Lernwünsche
  - Situation des Anleiters: Erwartungen und Wünsche an den Schüler

▶▶

- Lerninhalte anhand des Ausbildungsplanes besprechen oder auch planen
- Individuelle Ziele
- Gezielte Praxisanleitung: Themen und Termine
- Weitere Vereinbarungen
- Unterschrift des Praxisanleiters und des Schülers

37. Tipp: Vernachlässigen Sie nicht das Zwischengespräch

Das Zwischengespräch ist zum einen ein Rückblick über den vergangenen praktischen Ausbildungsabschnitt. Die im Erstgespräch festgelegten Ziele werden überprüft. Der Schüler erhält ein Feedback über seine bisherige Entwicklung. Zum anderen geht es in diesem Gespräch darum, eventuell neue Ziele zu verabreden. Gemeinsam mit dem Schüler wird überlegt, ob er mit seinen Wünschen und Bedürfnissen wahrgenommen wurde, und welche Anliegen es für die noch verbleibende Zeit gibt. In das Zwischengespräch gehen unterschiedliche Ergebnisse ein: die Reflexion der Anleiterin und das Gesprächsergebnis mit den Kolleginnen, die an der Anleitung beteiligt sind. Wichtige Aspekte, die im Vorfeld zu reflektieren sind:

- **Leitfragen für die Anleiterin zur inhaltlichen Reflexion**
  - Wo konnte ich eine gut geplante Anleitung umsetzen?
  - Wo und weshalb gab es Schwierigkeiten?
  - Welche Entwicklung hat der Schüler gemacht?
  - Wo gab es Lernschwierigkeiten und weshalb?
  - Wie soll die verbleibende Zeit gestaltet werden?
- **Anhaltspunkte für die Anleiterin zur Reflexion des kommunikativen Verhaltens**
  - War das Setting bei den Gesprächen (Ort, Zeit ...) günstig?
  - Waren die Gesprächsanteile ausgewogen?
  - Waren Sach- und Beziehungsebene, Appell und Selbstoffenbarung im Blick?
  - Was sagte mir die Körperhaltung, die eigene und die meines Gegenübers?
  - Kamen Gesprächspausen vor? Wie habe ich diese gedeutet?
  - Wurden Gesprächsinhalte zusammengefasst und gemeinsam Fazit gezogen?
  - Hat das Gespräch zur Entwicklung einer tragfähigen Beziehung beigetragen?
- **Leitfragen für die Kolleginnen**
  - Wie ist ihr persönlicher Eindruck vom Schüler?
  - Wie wird er im Kontakt mit den Patienten/Bewohnerinnen erlebt?
  - Wie sieht ihn das Team?
  - Was ist besonders positiv, was besonders negativ aufgefallen?
  - Wie wird das Lernverhalten des Schülers eingeschätzt?
  - Welche Aspekte und Ziele sollten für die kommende Zeit schwerpunktmäßig bedacht werden?

Auch die Schüler sollten den bisherigen Einsatz reflektieren. Als Anstoß können die folgenden Fragen dienen:

- **Leitfragen für den Schüler**
  - Welche Ziele wurden umgesetzt?
  - Wie wurde der bisherige Einsatz erlebt?
  - Was für neue Wünsche und Anliegen bestehen?
  - Welche neuen Ziele sollen erreicht werden?

Die Anleiterin wählt bei ihrer Vorbereitung aus, welche Aspekte im Zwischengespräch angesprochen werden sollen. Folgende Schwerpunkte bestimmen das Zwischengespräch:

- Gemeinsame Beschreibung der aktuellen Situation: Wo stehen wir?
- Erinnerung an die Ziele: Was ist erreicht?
- Erinnerung an Erwartungen: Welche sind erfüllt, welche nicht?
- Sind besondere Probleme zu beachten?
- Planung der weiteren Ziele.
- Zusammenfassung der Ergebnisse und Feedback.

Die Ergebnisse des Zwischengesprächs werden ebenfalls in einem Protokoll, das von der Anleiterin und dem Schüler unterschrieben wird, festgehalten.

Anregungen:

- Manchmal kann es sinnvoll sein, Teile eines Gesprächs im Nachhinein in wörtlicher Rede aufzuschreiben. Eine Gesprächsnotiz kann etwas erkennen lassen, was vielleicht sonst so nicht aufgefallen wäre (z.B. können Sie herausfinden, dass zwar alle Gesprächspunkte vorgekommen sind, dass aber der Schüler im Gespräch kaum etwas gesagt hat).
- Die Anleiterin kann sich dann fragen: »*Habe ich ihn »tot« geredet oder ist er ein »ruhiger Typ«?*« Diese konkrete Situation gibt Anlass zu weiteren Beobachtungen und zu Überlegungen, was zu tun ist.

38. Tipp: Bilanzieren Sie im Abschlussgespräch

Das Abschlussgespräch findet am Ende des praktischen Ausbildungsabschnitts statt. In diesem Gespräch wird zum einen der Gesamteinsatz bilanziert und zum andern erfolgt die abschließende Beurteilung des Schülers. Dies ist eine schwierige Situation für die Schülerin. Nicht selten besteht die Angst, dass negative Kritik sich ungünstig für sie auswirken kann. Deshalb kann es sinnvoll sein, die Gesamtauswertung der Anleitung und die Beurteilung nicht zu vermischen und die Bilanzierung deshalb vor der Beurteilung stattfinden zu lassen.

Es werden zunächst die Ziele aus dem Erstgespräch und aus den Zwischengesprächen überprüft. Die Schülerin erhält ein Feedback über den gesamten Ausbildungsabschnitt. Der Prozess der Anleitung wird reflektiert und die Schülerin erhält Gelegenheit, den gesamten Praxiseinsatz aus ihrer Sicht einzuschätzen. Außerdem bekommt sie die Möglichkeit, der Praxisanleiterin und dem Team ein Feedback zu geben.

Nach der Reflexion des gesamten Einsatzes geht es um die Beurteilung. Hierfür sind die Protokolle zu den gezielten Anleitungen sowie die Nachweise und Beurteilungen der vermittelten Fähigkeiten und Fertigkeiten hinzuzuziehen. Folgende Themen bestimmen das Abschlussgespräch:

- Überprüfung der Ziele und Erwartungen
- Feedback der Schülerin zum praktischen Einsatz
- Zufriedenheit und Unzufriedenheit der Schülerin
- Feedback des Schülers zur Anleitung
- Feststellung des erreichten Ausbildungsstandes
- Abschließende Beurteilung
- Fazit – Ausblick
- Ausfüllen des Bewertungsbogens durch die Praxisanleitung

Das Abschlussgespräch sollte nicht am letzten Tag des Einsatzes stattfinden, sondern einige Tage vorher. So kann es ohne Zeitdruck verlaufen. Bei eventuellen Schwierigkeiten gibt es noch die Möglichkeit, Denkpausen einzulegen und Korrekturen vorzunehmen.
Im Abschlussgespräch ist auch die Verabschiedung von den Patienten/Bewohnern zu bedenken. Die Verabschiedung sollte bewusst geplant werden. Hier bieten sich ritualisierte Formen an.

Anregungen:
Geben Sie der Schülerin zur Vorbereitung und zur Reflexion des gesamten Einsatzes einige Leitfragen, z. B.:

- Wie empfanden Sie den Kontakt zu Ihrer Praxisanleiterin?
- Wie empfanden Sie Ihre Anleitung? Wo hätten Sie sich etwas anderes gewünscht und weshalb?
- Wie empfanden Sie den Kontakt zu den Teammitgliedern?
- Wie empfanden Sie die gesamte praktische Ausbildungsphase?
- Welche Anregung(en) zur Veränderung möchten Sie der Einrichtung geben?

39. Tipp: Sprechen Sie Kritik adäquat aus

Das Kritikgespräch gehört zu den schwierigsten Formen von Gesprächen. Kritik gekonnt auszusprechen ist eine wichtige Fähigkeit in der Kommunikation. Bei dieser Gesprächsform ist es besonders wichtig, dass die kommunikationsfördernden Gesprächstechniken verwendet werden (s. Tipp 16 bis 21). Es ist für viele Menschen ungewohnt, unangenehme Dinge konkret an- und auszusprechen. Wer hört schon gern, dass etwas »nicht so richtig gelaufen« ist?

Wenn Sie als Praxisanleiterin Ihren Schüler kritisieren, sollten Sie stets mit Widerspruch und Rechtfertigungsversuchen rechnen. Das ist eine normale Reaktion auf Kritik. Akzeptieren Sie diese Tatsache. Machen Sie trotzdem angemessen deutlich, was zu korrigieren ist und was Sie in Zukunft erwarten. Es ist wichtig, Verständnis für die Argumente und Meinungen des Schülers zu zeigen. Das gilt auch dann, wenn Sie als Praxisanleiterin anderer Ansicht sind.

Zehn Regeln für ein Kritikgespräch:

1. Sprechen Sie Kritik möglichst unmittelbar nach der Anleitung aus.
2. Beherrschen Sie Ihren Ärger, damit ein Dialog zustande kommen kann.
3. Führen Sie das Gespräch unter vier Augen, nicht in Gegenwart der Patienten/Bewohner.
4. Kritisieren Sie ausschließlich beobachtbares und veränderbares Verhalten oder die konkrete Handlung, nicht die ganze Person.
5. Begründen Sie Ihre Kritik. Ein Verhalten kann eher geändert werden, wenn man einsehen kann, warum es unangemessen oder falsch ist.
6. Machen Sie die möglichen negativen Folgen deutlich und teilen Sie auch mit, wie Sie sich das veränderte Verhalten oder die konkrete Handlung vorstellen.
7. Ermöglichen Sie dem Schüler eine Erklärung für das zu kritisierende Verhalten oder die nicht angemessene Leistung.
8. Versuchen Sie, eine gemeinsame Lösung zu erarbeiten und ein neues Verhalten zu vereinbaren.
9. Vereinbaren Sie einen nächsten Termin zur Überprüfung.
10. Signalisieren Sie am Ende des Gesprächs, dass weiterhin eine Vertrauensbasis für die Zusammenarbeit besteht.

7 Die Beurteilung

40. Tipp: Führen Sie eine Beurteilung so transparent wie möglich durch

Wenn Menschen sich privat oder in beruflichen Zusammenhängen begegnen, findet immer eine unbewusste Beurteilung statt. Wie jemand sich kleidet, wie jemand auftritt oder spricht – all das führt zu ersten unbewussten Beurteilungen. Neben der unbewussten Beurteilung im Alltag geht es im Rahmen der Anleitung aber um bewusste und zielgerichtete Beurteilungen.

Eine Beurteilung setzt sich zusammen aus der Einschätzung der Leistungen und Handlungen einer Person und deren Bewertung. Die Ziele einer Beurteilung bestehen darin,

- Schüler zu fördern und zu beraten,
- ihre Leistungen einzuschätzen und
- sie in ihrer beruflichen Entwicklung zu unterstützen.

Die individuelle Beratung und Unterstützung trägt dazu bei, dass der Schüler sein Ausbildungsziel erreicht. Eine Beurteilung ist nicht immer positiv und angenehm für den Schüler, sie kann auch Angst machen. Sie kann entmutigen und sich auf die Leistung negativ auswirken. Deshalb ist es notwendig, dass sie so transparent wie möglich gestaltet wird.

Die Ausbildungs- und Prüfungsordnung schreibt in § 2 (4) vor, dass die ausbildende Einrichtung eine Bescheinigung über die in der praktischen Ausbildung vermittelten Kenntnisse, Fähigkeiten und Fertigkeiten erstellt. Die Grundlage für die Beurteilung bilden die protokollierten Auswertungen zu den gezielten Anleitungen und die einzelnen Zwischengespräche.

Anregungen:

- Besprechen Sie Beurteilungen zeitnah mit dem Schüler.
- Geben Sie dem Schüler die Möglichkeit, zur Beurteilung Stellung zu nehmen.
- Wenn mehrere Personen mit dem Schüler im Rahmen der Anleitung gearbeitet haben, beteiligen Sie diese Personen an der Beurteilung.

41. Tipp: Orientieren Sie sich an Kriterien

Klare Kriterien sind notwendig, um Beobachtungen, Feedbacks und Beurteilungen objektiv und effektiv gestalten zu können. Die Kriterien für die Beurteilung müssen sich an den Ausbildungszielen im Altenpflegegesetz § 3 und am Ausbildungsstand orientieren. Dort heißt es: *»Die Ausbildung in der Altenpflege soll die Kenntnisse, Fähigkeiten und Fertigkeiten vermitteln, die zur selbständigen und eigenverantwortlichen Pflege einschließlich der Beratung, Begleitung und Betreuung alter Menschen erforderlich sind.«*

Für die Kompetenzen, Fähigkeiten und Fertigkeiten sind konkrete Kriterien zu benennen und zu beschreiben. Diese Kriterien sollen der Schülerin zu Beginn der praktischen Ausbildung bekannt sein. Sie sind die Grundlage der Bewertung bei den Nachgesprächen zu den gezielten Anleitungen, bei den Zwischengesprächen und beim Abschlussgespräch. Die Kriterien müssen so gestaltet sein, dass sie in hohem Maße Objektivität gewährleisten können und für die Schülerin nachvollziehbar sind und auch besprochen werden können.

An drei Beispielen soll verdeutlicht werden, wie solche Kriterien aussehen können (vgl. *Völkel* 2005:67 ff.). Zunächst werden die einzelnen Kriterien benannt und es werden ihnen Ausprägungsgrade zugeordnet. Mit Hilfe eines einfachen Ankreuzverfahrens wird festgehalten, in welchem Maße der Schüler etwas beherrscht. Die Zahlen bezeichnen dabei die Ausprägungsgrade:
1 = nicht erkennbar
2 = ansatzweise
3 = vorhanden
4 = ausgeprägt
5 = sehr ausgeprägt

Im ersten Beispiel wird die Beurteilung von Fähigkeiten/Fertigkeiten gezeigt:

Beurteilung der Fähigkeiten/Fertigkeiten	1	2	3	4	5
Rahmenbedingungen berücksichtigen					
Pflegeprozess planen, prozessorientiert pflegen					
Anleiten, beraten und Gespräche führen					
Unterstützen alter Menschen bei der Selbstpflege					
Sich bewegen können					
Kommunizieren können					
usw.					

Eine solche Beurteilung nach Ausprägungsgraden gibt die Möglichkeit, dem Schüler differenzierte Rückmeldungen im Blick auf die Ausbildungsziele zu geben. Außerdem enthält der Beurteilungsbogen noch einen Abschnitt, in dem individuell formulierte Bemerkungen gemacht werden können. Es seien noch zwei weitere Beispiele – im Blick auf die kommunikative Kompetenz und die Fachkompetenz gegeben (*Völkel* 2005:68 f.):

Kommunikative Kompetenz	1	2	3	4	5
Kontakt aufnehmen					
Zuhören, beobachten					
Wertschätzen, akzeptieren					
Sich mündlich und schriftlich ausdrücken					
Informieren					
Kritik annehmen und geben					
usw.					

Fachkompetenz	1	2	3	4	5
Informationen selbständig beschaffen					
Handlungen und Arbeitsabläufe planen					
Handlungen professionell ausführen					
Beobachtungen weitergeben und dokumentieren					
Rückschlüsse ziehen					
Auf der Basis von Fachwissen argumentieren					
usw.					

In der Regel haben Ausbildungsstätten solche Beurteilungsbögen, die sie zur Anwendung an die Pflegeeinrichtungen weitergeben. Dieses Verfahren erlaubt ein zeitsparendes Ausfüllen und eine schnelle Übersicht. Auf jeden Fall sollte ein solcher Beurteilungsbogen auch Raum für eine individuell formulierte Rückmeldung geben. Die Beurteilungsbögen werden immer mit dem Schüler besprochen.

Anregungen:

- Im Idealfall entwickeln die Altenpflegeschule und die Einrichtungen für die praktische Ausbildung gemeinsam einen solchen Beurteilungsbogen.

▶▶

- Wenn die Ausbildungsstätte den Pflegeeinrichtungen fertige Beurteilungsbögen vorgibt, so ist auf jeden Fall ein gemeinsames Gespräch über die Kriterien und eine Verständigung über ihre Anwendung notwendig. Vor allem bedarf es eines Austausches darüber, wie die Ausprägungsgrade anzuwenden sind.

42. Tipp: Erkennen Sie Fehler im Beurteilungsprozess

Auch wenn sich Praxisanleiterinnen um Objektivität bemühen, sind Fehlerquellen in der Beurteilung nicht auszuschließen. Im beruflichen und persönlichen Kontakt mit anderen nehmen Menschen Unterschiedliches wahr. Die eigene Wahrnehmung ist geprägt durch Ausbildung und Berufserfahrungen, durch Eltern und Freunde, durch Werte und Normen usw. Auf Grund solcher Erfahrungen wird sich auch die Wahrnehmung im beruflichen Alltag gestalten, sodass Beurteilungen immer auch ein subjektives Moment enthalten. Um möglichst gerecht und objektiv beurteilen zu können, sollte die Praxisanleiterin die häufigsten Wahrnehmungsfehler kennen. Folgende Aspekte können zu Beurteilungsfehlern führen:

- Es wird **zu milde** geurteilt. Der Grund kann darin liegen, dass die Praxisanleiterin unangenehmen oder kritischen Gesprächen lieber aus dem Weg geht. Die Folge ist, dass die Auszubildende keine Anstrengungen unternimmt, bessere Leistungen zu erbringen, da offensichtlich ein kleiner Einsatz reicht, um eine gute Beurteilung zu bekommen.
- Die Beurteilung fällt **zu streng** aus. Es werden zu hohe und nicht erreichbare Anforderungen gestellt. Die Folge kann sein, dass die Auszubildende demotiviert wird, da eine noch so große Anstrengung nicht zu einer guten Beurteilung und Anerkennung führt.
- Die Beurteilung fällt **zu subjektiv** aus. Im Vordergrund stehen die persönlichen Auffassungen und Wertvorstellungen der Praxisanleiterin. Dies kann auf einen Mangel an überprüfbaren Kriterien zurückgehen. Bei der Auszubildenden kann dann das Gefühl entstehen, nicht ernst genommen zu werden oder machtlos und ausgeliefert zu sein.
- **Der erste Eindruck**, einzelne Fähigkeiten oder ein bestimmtes Verhalten beeindrucken die Praxisanleiterin im positiven oder negativen Sinne so stark, dass alle Fähigkeiten und das gesamte Verhalten analog zum ersten Eindruck beurteilt werden.
- Die Beurteilung gründet sich auf **Sympathie** oder **Antipathie.** In diesem Falle wird nicht die erbrachte Leistung, sondern die Person und die Einstellung zu ihr beurteilt.

- Durch **häufigen Kontakt** mit der Auszubildenden kann die Beurteilung »verschoben« werden. Die Praxisanleiterin neigt zu einer besseren Beurteilung. Das kann dann der Fall sein, wenn sich zur Auszubildenden eine freundschaftliche Beziehung aufgebaut hat.

Anregungen:
Beurteilungsfehler schleichen sich meist unbemerkt ein. Sie sollten aber möglichst ausgeschlossen sein. Deshalb:
- Machen Sie sich öfter mögliche Beurteilungsfehler bewusst.
- Sammeln Sie ausreichend Ergebnisse von Auswertungen, halten Sie diese schriftlich fest und ziehen Sie diese als Grundlage für die Beurteilung heran.
- Benutzen Sie nur eigene Beobachtungen und die jener Mitarbeiterinnen, die unmittelbar mit der Auszubildenden gearbeitet haben.
- Bedenken Sie im Vorfeld, was für ein Beurteilungstyp Sie sind: streng, gutmütig, vorsichtig ...

43. Tipp: Fördern Sie die Selbsteinschätzung des Anzuleitenden

Die Selbsteinschätzung gehört zum Bestandteil der Bewertung in der praktischen Ausbildung. Es geht darum, dass die Schülerin sich zuerst selbst einschätzt. Erst danach erfolgt die Fremdeinschätzung durch den Praxisanleiter oder die Fachlehrerin. Für eine realistische Selbsteinschätzung ist die Fähigkeit zur Selbstkritik und zur Annahme von Fremdkritik notwendig. Folgende Fähigkeiten sind zu entwickeln:
- Offenheit und Reflexionsvermögen
- Lernbereitschaft
- Kritik annehmen und geben können
- Beurteilungsfähigkeit

Um diese Fähigkeiten zu entwickeln, ist es wichtig, dass die Schülerin während der praktischen Ausbildung ausreichend Gelegenheit erhält, die Selbsteinschätzung zu üben und zu lernen, Korrekturen anzunehmen.

Vom Praxisanleiter hängt es ab, in welcher Weise dieser Prozess gelingt. Um die Fremdeinschätzung für die Schülerin hilfreich gestalten zu können, sind kommunikative, soziale, fachliche und methodische Kompetenzen erforderlich. Der Praxisanleiter sollte außerdem in der Lage sein, Rückmeldungen differenziert und nicht in verletzender Weise zu geben. Eine solche Form der Beurteilung ist für die Schülerin sicherlich ungewohnt, daher ist es ratsam, sie schrittweise zu entwickeln.

Anregungen:

- Beginnen Sie damit, dass Sie nach jeder gezielten Anleitung die Schülerin bitten zu sagen, welche Tätigkeit sie bei dieser Anleitung schon konnte und was ihr noch schwer fällt. Ritualisieren Sie dieses Vorgehen, z. B.:
  - Ich konnte ein Gespräch mit der Patientin/Bewohnerin anfangen.
  - Ich konnte ...
  - Mir fiel schwer, ein Gespräch mit der Bewohnerin/Patientin zu beginnen.
  - Mir fiel schwer, ...

44. Tipp: Entwickeln Sie ein Grundschema für Ihre Vorgehensweise

Beurteilungsprozesse vollziehen sich nicht immer auf die gleiche Weise. Es ist aber hilfreich sein, sich ein Grundschema für den Ablauf zu erarbeiten. Dazu sind folgende Aspekte bedenkenswert:

- **Beurteilungsgrundlagen sammeln**
  Um eine Auszubildende beurteilen zu können, ist darauf zu achten, dass genügend Grundlagen zur Beurteilung vorliegen. Für die Erstellung eines Gesamtbildes werden zunächst die einzelnen Gespräche noch einmal ausgewertet und die Ergebnisse nach bestimmten Gesichtspunkten zusammengestellt.
- **Die Gruppe der Beurteilenden festlegen**
  Im 1. Tipp wurde bereits dargelegt, dass die Schülerin in der Regel nicht nur von einer Person angeleitet wird. Es arbeiten oft mehrere Kollegen mit der Schülerin zusammen. Rechtzeitig vor dem Gespräch wird im Team abgesprochen, wer an dem Beurteilungsgespräch teilnimmt. Eine geeignete Größe für die Abschlussbeurteilung ist eine Gruppe von zwei oder drei Personen.
- **Zeitpunkt festlegen**
  Der Termin wird mit den beteiligten Personen abgesprochen und der Schülerin rechtzeitig mitgeteilt. So weiß die Schülerin, bis zu welchem Zeitpunkt sie ihre eigene Reflexion zur Präsentation fertig haben sollte.
- **Mit der Gruppe der beteiligten Kolleginnen einen Erfahrungsaustausch durchführen**
  Bevor ein Beurteilungs- bzw. ein Auswertungsgespräch stattfinden kann, muss ein Austausch und eine Verständigung unter vorher festgesetzten Gesichtspunkten (z. B. das Verhalten gegenüber Patienten/Bewohnern und gegenüber dem Team) mit der Gruppe der beteiligten Kolleginnen stattgefunden haben. Beurteilungsformulare sind dabei hilfreich, weil sie dazu beitragen, dass kein Aspekt vergessen wird.
- **Beurteilungsgespräch führen**
  Siehe hierzu Tipp 45.
- **Protokoll über das Gespräch erstellen**

Nach dem Gespräch kann die Bescheinigung über den durchgeführten Ausbildungsabschnitt gemäß § 4 (3) des Altenpflegegesetztes ausgestellt werden.

45. Tipp: Planen Sie das Beurteilungsgespräch

Es ist grundsätzlich wichtig, vorbereitet in ein Gespräch zu gehen. Dies gilt insbesondere für ein Beurteilungsgespräch. Denn Beurteilungen können für einen Menschen weitgehende Konsequenzen zur Folge haben.

Damit der Schüler sich auf das Gespräch vorbereiten kann, ist der Termin für das Beurteilungsgespräch (im Rahmen des Abschlussgesprächs) rechtzeitig bekannt zu geben. Zur Unterstützung der Vorbereitung kann auf die vorliegenden Protokolle und die Kriterien für eine Beurteilung hingewiesen werden. Die folgende Liste gibt Anregungen für den Praxisanleiter, um sich auf das Gespräch vorzubereiten.

- **Checkliste für die Vorbereitung**
  - In welchem zeitlichen Rahmen fanden wie viele Anleitungen in welcher Form statt?
  - In welcher Form wurden die Ergebnisse festgehalten?
  - Welche Kriterien liegen zugrunde?
  - Können Beurteilungsfehler weitestgehend ausgeschlossen werden?
  - Mit welchen sachlichen Aspekten kann die Beurteilung begründet werden?
  - Welche Aspekte sollen im Gespräch angesprochen werden?
  - Wie wird der Schüler möglicherweise reagieren?
  - Mit welchen Einwänden ist zu rechnen?

Für den Verlauf des Gesprächs können die folgenden Empfehlungen als roter Faden dienen, um zu gewährleisten, dass die wesentlichen Punkte angesprochen werden.
  - Mit Positivem beginnen (z. B. gute Leistungen hervorheben und erläutern)
  - (Wesentliche) Mängel aufzeigen, begründen und erläutern
  - Stellungnahme des Schülers erbitten: »Wie sehen Sie das?«
  - Übereinstimmungen und Unterschiede in der Auffassung besprechen
  - Ideen über Verbesserungsvorschläge entwickeln
  - Wesentliche Aspekte zusammenfassen

Ein Beurteilungsgespräch ist immer dann relativ einfach zu führen, wenn es keine größeren Probleme gibt und im Ganzen eine positive Rückmeldung zu geben ist. Wenn allerdings eine Anzahl von kritischen Punkten anzusprechen ist, bedarf das Beurteilungsgespräch der erhöhten Aufmerksamkeit und eines größeren Geschicks, um es angemessen zu führen.

Dabei ist es wichtig, dass im Gespräch nicht nur die kritischen Punkte angesprochen werden, sondern dass auch die Wertschätzung des Schülers deutlich zum Ausdruck gebracht wird. Es wäre gut, wenn der Schüler – bei aller Kritik – das Gespräch mit dem Gefühl verlassen kann, dass man von ihm durchaus »etwas hält«.

8 Umgang mit schwierigen Situationen

46. Tipp: Erkennen Sie die Ursachen von Konflikten

Anleitungssituationen sind nicht frei von Konflikten. Es kann zu Störungen zwischen der Praxisanleiterin und der Auszubildenden kommen. Die Schülerin kann einen Konflikt mit einer Kollegin haben. Sie kann möglicherweise einen Konflikt erleben, den die Anleiterin mit einer Bewohnerin/Patientin hat. Die Art und Weise, wie die Anleiterin mit solchen Vorfällen umgeht, kann für die Schülerin eine Chance zum Lernen bedeuten.

Viele Menschen haben Schwierigkeiten damit, einen vorhandenen Konflikt direkt anzusprechen. Treten Spannungen oder Störungen auf, wird häufig von allen Beteiligten viel Kraft dafür aufgewendet, die Anzeichen von Konflikten zu ignorieren. Hinter einem solchen Verhalten steht nicht selten die Angst vor einer Niederlage. Ein Konflikt ist aber nicht von vornherein als negativ anzusehen. Er wird erst dann destruktiv, wenn mit ihm unangemessen umgegangen wird. Allerdings muss ein Konflikt offen angesprochen werden, damit negative Entwicklungen vermieden werden können.

Konflikte können durchaus auch belebend sein und eine Chance für eine Pflegeeinrichtung darstellen. Sie können wichtige Impulse für die Weiterentwicklung einer Einrichtung freisetzen, denn Meinungsverschiedenheiten und Differenzen weisen auf vorhandene Probleme hin, die es zu bearbeiten gilt. Wenn in der Praxisanleitung Probleme und Konflikte in diesem Sinne als Herausforderung angesehen werden, die es zu bearbeiten gilt, wird der Schülerin eine entsprechende Einstellung vermittelt.

Bei einem Konflikt geht es um einen Streit zwischen Menschen, der sich aus unterschiedlichen Zielvorstellungen, Interessen und Meinungen ergibt. Der Streit kann sich zwischen zwei Menschen oder zwischen einer Einzelperson und einer Gruppe abspielen. Es können auch Gruppen miteinander streiten. Geht es um die Auseinandersetzung zwischen zwei oder mehreren Personen, spricht man von einem **interpersonalen Konflikt**. In der Anleitungssituation spielt vor allem diese Art von Konflikten eine Rolle (z.B. wenn die Schülerin in einer Woche mehrfach zu spät gekommen ist und die Anleiterin auf sie warten musste).

Ist nur eine Person beteiligt ist, spricht man von einem **intrapersonalen Konflikt**. Der Widerstreit spielt sich im Inneren eines Menschen ab. In der Anleitung spielt diese Art des Konflikts nur dann eine Rolle, wenn er sich auf die Zusammenarbeit mit der Anleiterin oder mit dem Team auswirkt. (z. B.: Seit einer Woche weiß die Schülerin, dass es ihrer Großmutter sehr schlecht geht. Dies belastet sie sehr. Sie will darüber aber nicht sprechen und ist der Meinung, allein damit klar zu kommen. Die Anleiterin stellt bei der bis dahin stets zuverlässigen Schülerin große Konzentrationsschwierigkeiten fest. Sie spricht die Schülerin an und fragt sie, was denn los sei. Diese will sich aber nicht äußern, sondern nur in Ruhe gelassen werden.)

Es lassen sich zwei Kategorien von Konflikten unterscheiden: die Sach- und Wertekonflikte. Bei den **Sachkonflikten** geht es um Probleme und Sachverhalte (z. B. um unterschiedliche Methoden in der Pflege oder um Kosten). Bei **Wertekonflikten** treffen unterschiedliche Wertorientierungen, Einstellungen und Normen aufeinander.

Anregungen:

- Klären Sie Ihre Einstellung zu Konflikten. Machen Sie dazu die Übung: »*Was fällt mir zum Wort ›Konflikt‹ ein*«. Schreiben Sie zehn Begriffe auf, die Ihnen spontan einfallen, wenn Sie das Wort »Konflikt« hören. Gehen Sie anschließend die einzelnen Begriffe nacheinander durch und überlegen Sie, ob Sie den einzelnen Begriff
  – als etwas Positives (+),
  – als etwas Negatives (–)
  – oder als etwas empfinden, das weder gut noch schlecht für Sie klingt (0).
  Markieren Sie nun die einzelnen Begriffe. Ziehen Sie anschließend Bilanz: Wie sieht Ihre Bilanz aus? Welche Aspekte überwiegen? Welche Erfahrungen werden darin deutlich (vgl. *Berkel* 1997:9)?
- Denken Sie an Konflikte oder schwierige Situationen, die in den letzten Wochen oder Monaten im Rahmen der Anleitung aufgetaucht sind. Stellen Sie fest, um welche Art von Konflikten es sich handelte.

47. Tipp: Wenden Sie Strategien der Konfliktlösung an

Konflikte können offen oder verdeckt ausgetragen werden. Bei offenen Konflikten werden Wünsche und Erwartungen sowohl an Kolleginnen im Team als auch an den Praxisanleiter geäußert. Es findet eine offene Auseinandersetzung statt. Wenn Probleme direkt angesprochen werden, ist es einfacher, eine Lösung herbeizuführen. Bei verdeckten Konflikten werden Probleme nicht angesprochen, oder sie werden durch

Sachargumente überdeckt. Symptome für verdecke Konflikte können beispielsweise erhöhte Fehlzeiten, nachlassende Motivation und innerer Rückzug sein.

Konflikte zu bearbeiten ist der Versuch, einen vorhandenen Zustand der Spannung aufzulösen. Nicht immer können die Konfliktursachen beseitigt werden. Es kann aber zumindest versucht werden, die empfundene Spannung zu bearbeiten und nach Möglichkeit aufzuheben. Dabei ist es wichtig, nicht nur die Sachebene, sondern auch die Beziehungsebene zu berücksichtigen.

Im Rahmen der Praxisanleitung wird in der Regel der Anleiter die Initiative zur Konfliktlösung ergreifen. Am Anfang der Bearbeitung steht die Diagnose des Konfliktes durch den Anleiter. Folgende Leitfragen können dabei hilfreich sein:

- Wer ist am Konflikt beteiligt?
- Wie ist es zum Konflikt gekommen?
- Worum geht es eigentlich?
- Welche Auswirkungen hat der Konflikt?

Die folgenden Schritte können zur Klärung eines Konflikts beitragen:

1. Zum Gespräch motivieren: das Problem ansprechen, zum Miteinanderreden motivieren, Gesprächsregeln für die Aussprache festlegen.
2. Das Problem/den Konflikt definieren: Schuldzuweisungen vermeiden, Störungen und Wünsche äußern, die damit verbundenen Gefühle akzeptieren, Hintergründe des Konfliktes darlegen.
3. Nach Lösungen suchen: Ideen ohne Bewertung sammeln, dafür sorgen, dass alle beteiligt sind.
4. Alternativen bewerten und entscheiden: im Blick auf die Konsequenzen und die Realisierung bewerten, die beste Alternative auswählen.
5. Das weitere Vorgehen planen: Lösungsmöglichkeiten umsetzen, Regeln zur Umsetzung erarbeiten.
6. Evaluation der Durchführung: die Veränderungen beurteilen.

Der Praxisanleiter ist auch im Umgang mit Konflikten Vorbild für die Schülerin. Sein Verhalten in schwierigen Situationen und Konflikten zeigt der Schülerin mögliche Vorgehensweisen auf. Die Schülerin kann dabei selbst Teil des Konflikts sein (z.B. bei einem Konflikt mit dem Anleiter oder im Team). Sie kann aber auch an schwierigen Situationen beobachtend teilnehmen (z.B. bei einem Konflikt mit Angehörigen). Es ist wichtig, dass die schwierigen Situationen und deren Bearbeitung anschließend mit ihr besprochen werden. Nur so kann sie alternative Möglichkeiten in der Bearbeitung von Konflikten entwickeln.

Anregungen:
Praktizieren Sie die folgenden Regeln bei der Konfliktbearbeitung (vgl. *Rogall* 2005:238):

- Lassen Sie die Gesprächspartner (z.B. die Schülerin) ihre störenden Gefühle in Ich-Botschaften sagen (Beziehungsebene).
- Listen Sie die verschiedenen Meinungen und Haltungen ohne Bewertung auf (Bestandsaufnahme).
- Versuchen Sie herauszufinden, welche Bedeutung ein bestimmtes Gefühl oder Anliegen für den Gesprächspartner hat.
- Ermutigen Sie alle, ihre Wünsche an den jeweils anderen zu formulieren.
- Diskutieren Sie die verschiedenen Vorschläge.
- Stellen Sie gemeinsam fest, wer beim gewählten Lösungsweg welche Abstriche vornehmen muss und wer etwas zur Lösung beiträgt.

48. Tipp: Sprechen Sie über den Verlauf des Konflikts (Metakommunikation)

Ein Konfliktgespräch kann dann als gelungen angesehen werden, wenn der Schüler bereit ist, das, was gemeinsam geklärt wurde, im Alltag umzusetzen. Dies hängt auch davon ab, wie die Anleiterin das Gespräch geführt hat. Bei Konflikten werden schwierige Themen und kritische Punkte angesprochen, die nicht immer von dem Schüler akzeptiert werden. Häufig werden dann Vorwürfe erhoben und Widerstand wird deutlich. In solchen Situationen stellt sich die Frage, welche Möglichkeiten es noch gibt, um ein Gespräch so zu gestalten, dass danach die Zusammenarbeit und das Lernen im Rahmen der Praxisanleitung weiterhin (gut) gelingen können.

Hier bietet sich die **Methode der Metakommunikation** an. Dabei geht es darum, sich über die im Gespräch stattgefundene Kommunikation auszutauschen und zu verständigen. Es wird also das eigene Verhalten im Umgang miteinander zum Thema gemacht. Dabei können Beziehungskonflikte aufgedeckt, dargestellt und bearbeitet werden. Diese Methode gibt also die Möglichkeit, Konflikte und Probleme, die zu einer Störung geführt haben, zu »ent-decken«.

Bei einem solchen Gespräch geht es nicht darum, Aussagen aus dem Gespräch richtig zu stellen oder zu erklären. Die Anleiterin spricht vielmehr verbale und nonverbale Botschaften aus dem Gespräch an und teilt dem Schüler in Form eines Feedbacks mit, wie sie diese verstanden hat und wie diese Aussagen auf sie gewirkt haben. Es besteht durchaus auch die Möglichkeit, dass der Schüler sich dazu äußert, wie er das Verhalten der Anleiterin erlebt hat, und dass er eventuell auch Kritik an der Praxisanleiterin übt. Bei einer Metakommunikation bestehen die wichtigsten Methoden darin,

- Feedback zu geben und zu erhalten,
- Ich-Botschaften zu senden und
- aktives Zuhören zu praktizieren.

Die Metakommunikation ist für die Schülerin sicherlich eine ungewohnte Form der Kommunikation. Sie kann auch nur dann praktiziert werden, wenn sie in diese Methode eingeführt ist, und in der Umsetzung dieser Methode durch die Praxisanleiterin unterstützt wird.

Dazu ein Beispiel:
Situation: Bei Gesprächen im Rahmen der Anleitung gibt die Schülerin auf Fragen der Praxisanleiterin häufig keine Antwort. Sie zuckt mit den Achseln oder sagt: »*Weiß ich nicht …*« Die Praxisanleiterin ist darüber zunächst verwundert und dann verärgert, weil dieses Verhalten die Zusammenarbeit erschwert. Als die Schülerin wieder einmal dieses Verhalten zeigt, setzt die Praxisanleiterin die Methode der Metakommunikation ein und sagt: »*Frau X, mir ist aufgefallen, dass ich auf meine Fragen häufig keine Antwort von Ihnen erhalte. Ich möchte deshalb gern mit Ihnen darüber sprechen, woran das liegt und wie wir künftig miteinander umgehen wollen.*«

Alternativ hätte sie auch sagen können: »*Frau X, mir ist aufgefallen, dass ich auf meine Fragen häufig keine Antwort von Ihnen erhalte. Ich denke, wir sollten darüber reden. Mir würde es helfen, von Ihnen zu erfahren, ob ich es Ihnen durch mein Verhalten schwer mache, auf meine Fragen einzugehen.*«
Oder:
»*Frau X, mir ist aufgefallen, dass ich auf meine Fragen häufig keine Antwort von Ihnen erhalte. Ich würde gern mit Ihnen darüber sprechen. Wenn Sie noch etwas Zeit zum Überlegen brauchen, schlage ich vor, dass wir uns morgen um 11.00 Uhr in meinem Büro treffen.*«

Anregungen:
Berücksichtigen Sie die folgenden Aspekte, wenn Sie die Metakommunikation einsetzen wollen:

- Beenden Sie bewusst den gestörten Kommunikationsprozess.
- Teilen Sie mit, dass es jetzt um eine Metakommunikation geht.
- Machen Sie deutlich, in welcher Form die Beiträge mitgeteilt werden sollen (Feedback geben, Ich-Botschaften senden).

49. Tipp: Lernen Sie, schwierige Situationen zu bewältigen (Schülerin/Schüler)

In der praktischen Ausbildung sind auch schwierige Situationen zu bewältigen. Die Vorgehensweise in einer solchen Situation mit der Anzuleitenden sei am Beispiel einer »aufmüpfigen Schülerin« erläutert (s. *Völkel* 2005:114):

Situation: Die Schülerin gibt der Praxisanleiterin auf Fragen »schnippische« Antworten oder findet Widerworte:

- *»Auf der Station X habe ich das aber ganz anders gelernt!«*
- *»In der Schule machen die das ganz anders.«*

Mögliche Reaktionen:

- Wenn die Anleiterin der Meinung ist, dass ihr Pflegehandeln auf dem aktuellen Stand ist, kann sie sagen: *»Ich zeige Dir die Pflegemaßnahmen so, wie sie durch die Standards und das Lehrbuch beschrieben sind. Du kannst bei mir lernen, wie die Bewohnerinnen fachgerecht betreut werden.«*
- Wenn sie unsicher ist, ob ihr Pflegehandeln aktuell ist, kann sie sagen: *»Ich höre, dass Du zu unserem Thema aktuelle Informationen hast. Erläutere sie mir bitte und nenne mir die Quelle.«*

Worum könnte es gehen?

Wenn eine Schülerin mit einer neuen Lernsituation konfrontiert wird, kann dies dazu führen, dass sie diese Situation als große Verunsicherung erlebt und das Neue zunächst erst einmal ablehnt. Dabei werden eigene Erfahrungen einfach auf andere übertragen, um selbst mit der verunsicherten Situation besser umgehen zu können. Das gibt erst einmal Sicherheit:

- Der Widerstand gegenüber dem Neuen gehört dann dazu, um sich etwas Neues anzueignen. Es ist wichtig, dass die Anleiterin nicht gegen den »Widerstand« arbeitet oder versucht, ihn zu brechen, sondern dass sie dazu beiträgt, dass er überwunden werden kann.
- Häufig wird Neues auch abgewertet. Wenn man sich neuen Sachverhalten gegenüber unsicher fühlt, neigt man dazu, jene Maßstäbe weiterhin anzulegen, die bisher gültig waren.

Es ist darum wichtig, dass sich die Anleiterin durch das Verhalten der Schülerin nicht »ins Bockshorn jagen« lässt, sondern mit der nötigen Ruhe und Gelassenheit reagiert (siehe die beiden Vorschläge) und der Schülerin hilft, mit der neuen Situation klar zu kommen.

50. Tipp: Lernen Sie, schwierige Situationen zu bewältigen (Beschwerden von Angehörigen)

In der Anleitungssituation können sich schwierige Situationen nicht nur seitens der Schülerin, sondern auch seitens der Angehörigen ergeben. Am Beispiel *»Angehörige beschweren sich«* sei ein mögliches Vorgehen bedacht (dazu *Völkel* 2005:112):

Situation: Angehörige nutzen die Ausbildungssituation, um sich über die Zustände in der Einrichtung bzw. auf der Station zu beschweren:

- *»In dem Laden sehe ich ja selten mal jemanden an meinem Vater arbeiten! Wofür bezahle ich hier eigentlich so viel Geld, wenn nie jemand da ist.«*

Mögliche Reaktionen der Anleiterin:

- Nicht auf das Thema einsteigen. Einfach zuhören und die Beschwerde entgegennehmen.
- Sich auf einen anderen Zeitpunkt einigen: Einen Gesprächstermin nach der Anleitung anbieten: *»Jetzt kann ich Ihnen meine Aufmerksamkeit leider nicht schenken. In 20 Minuten bin ich mit der Anleitung fertig. Könnten wir uns dann treffen?«*
- Intervenieren und eine andere Person als Ansprechpartner anbieten: Die Angehörigen bitten, sich an die Leitung der Station zu wenden: *»Ich bin zu diesem Sachverhalt nicht hinreichend informiert. Bitte wenden Sie sich doch an unsere Bereichsleiterin Frau M. Sie kann Ihnen die gewünschten Informationen geben. Sie können sie in unserem Büro erreichen.«*
- Spätestens-Frage stellen: *»Wann müssen Sie spätestens weg? Ich werde bis dahin auf Sie zukommen.«*

Umgang mit Beschwerden

Für den Fall, dass man bei der Ausführung einer Aufgabe unterbrochen wird, gibt es im Arbeits- und Zeitmanagement eine Regel, wie man mit solchen Störungen umgehen kann: Es handelt sich um die so genannte **E**-**I**-**S**-Regel. Sie zeigt drei Wege der Lösung auf:

- **E**inigen: Die Störung wird dadurch beseitigt, dass man sich schnell auf einen Termin verständigt, der zu einem späteren Zeitpunkt liegt. Auf das Thema wird momentan nicht eingegangen.
- **I**ntervenieren: Die Störung wird dadurch beseitigt, dass man die Sache rasch an eine kompetente Person weitergibt, ohne selbst auf das Thema einzusteigen.
- **S**pätestens-Frage: Die Störung wird zunächst dadurch beseitigt, dass man den letzten möglichen Termin für eine Aussprache feststellt, ohne sofort ins Thema einzusteigen.

9 Schlusswort »Die Geschichte vom Seepferdchen«

Das Gelingen einer Anleitung hängt von vielen Faktoren ab. Verlieren Sie bei allem, was zu bedenken und zu tun ist, nicht den Blick für das Wesentliche – gemäß der folgenden kleinen Geschichte!

»Das Seepferdchen
Es war einmal ein Seepferdchen, das eines Tages seine sieben Taler nahm und in die Ferne galoppierte, sein Glück zu suchen. Es war noch gar nicht weit gekommen, da traf es einen Aal, der es ansprach: »Pst, hallo, Kumpel. Wo willst du hin?« »Ich bin unterwegs mein Glück zu suchen,« antwortete das Seepferdchen stolz. »Da hast du's ja gut getroffen,« sagte der Aal, »für vier Taler kannst du diese schnelle Flosse haben, damit kommst du viel besser voran.« »Ei, das ist ja prima,« sagte das Seepferdchen, bezahlte, zog die Flosse an und glitt mit doppelter Geschwindigkeit von dannen.

Bald kam es zu einem Schwamm, der sagte: »Pst, hallo, Kumpel. Wo willst du hin?« »Ich bin unterwegs mein Glück zu suchen,« antwortete das Seepferdchen. »Da hast du's ja gut getroffen,« sagte der Schwamm, »für ein kleines Trinkgeld überlasse ich dir dieses Boot mit Düsenantrieb, damit kannst du viel schneller reisen.« Da kaufte das Seepferdchen von seinem letzten Geld das Boot und sauste mit fünffacher Geschwindigkeit durch das Meer.

Bald traf es auf einen Haifisch, der fragte: »Pst, hallo, Kumpel. Wo willst du hin?« »Ich bin unterwegs mein Glück zu suchen,« antwortete das Seepferdchen. »Da hast du's ja gut getroffen.« »Wenn du diese kleine Abkürzung machen willst,« sagte der Haifisch und zeigte auf seinen geöffneten Rachen, »sparst du eine Menge Zeit.« »Ei, vielen Dank«, sagte das Seepferdchen und sauste in das Innere des Haifisches.

Die Moral der Geschichte: Wenn man nicht genau weiß, wohin man will, landet man leicht da, wo man nicht hin wollte.« (*Robert F. Mager* 1994:V)

Literatur

Gesetz über die Berufe in der Altenpflege (Altenpflegegesetz – AltPflG), gültig ab 1. August 2003, in: Bundesgesetzblatt Jg. 2003, Teil I, Nr. 44 vom 4. September 2003.

Ausbildungs- und Prüfungsverordnung für den Beruf der Altenpflegerin und des Altenpflegers (AltPflAPrV), in: Bundesgesetzblatt Jg. 2002, Teil I, Nr. 81 vom 29. November 2002.

Adam, G. (2005): Grundlagen der Kommunikation, in: Rogall, R. u.a. (2005): Professionelle Kommunikation in Pflege und Management. Ein praxisnaher Leitfaden. Schlütersche Verlagsgesellschaft Hannover, S. 15–78.

Berkel, K. (2005): Konflikttraining. Konflikte verstehen, analysieren, bewältigen. 8. Aufl. Verlag Recht und Wirtschaft, Heidelberg.

Josuks, H. u.a. (2002): Praxisanleitung in der Intensiv- und Anästhesiepflege. Schlütersche Verlagsgesellschaft, Hannover.

Mager, R. F. (1994): Lernziele und Unterricht. 8. Aufl., Beltz Verlag Weinheim.

Neuberger, O. (1996). Miteinander arbeiten – miteinander reden. 15. Aufl. Bayerisches Staatsministerium für Arbeit usw., München.

Rogall, R. u.a. (2005): Professionelle Kommunikation in Pflege und Management. Ein praxisnaher Leitfaden. Schlütersche Verlagsgesellschaft, Hannover.

Saul, S. (1999): Führen durch Kommunikation. 3. Aufl., Beltz Verlag, Weinheim.

Völkel, I. (2005): Praxisanleitung in der stationären und ambulanten Altenpflege. Verlag Urban & Fischer bei Elsevier, München.

Register